妙一斋医学正印种子编

明·岳甫嘉　原著

郭瑞华　点校

天津出版传媒集团

天津科学技术出版社

图书在版编目（CIP）数据

妙一斋医学正印种子编／（明）岳甫嘉原著；郭瑞华
点校. -- 天津：天津科学技术出版社，2000.07（2023.10 重印）
（实用中医古籍丛书）
ISBN 978-7-5308-2817-5

Ⅰ.①妙⋯ Ⅱ.①岳⋯ ②郭⋯ Ⅲ.①种子（中医）
Ⅳ.① R271.14

中国版本图书馆 CIP 数据核字 (2000) 第 21520 号

妙一斋医学正印种子编
MIAO YI ZHAI YIXUE ZHENGYIN ZHONGZI BIAN
责任编辑：胡艳杰

出 版：	天津出版传媒集团 天津科学技术出版社
地 址：	天津市西康路 35 号
邮 编：	300051
电 话：	(022) 23332695
网 址：	www.tjkjcbs.com.cn
发 行：	新华书店经销
印 刷：	天津印艺通制版印刷股份有限公司

开本 787×1092 1/32 印张 5.75 字数 66 000
2023 年 10 月第 1 版第 4 次印刷
定价：42.00 元

内容提要

　　《妙一斋医学正印种子编》是一部治疗男、女不孕症的专门著作,系明代岳甫嘉编撰。全书分上、下两卷。上卷为男科,论述了男子不育重在葆精的道理,主张用中和之剂收同真阴,反对浪用热药,以图一时之快而耗散阴精。下卷为女科,论述了女子不孕重在调理月经之道理,主张固护脾胃,滋养气血,培补生化之源。反对滥用峻剂攻伐。书中有论有方,间附成效举略(验案),简明扼要,颇具临床实用价值。

　　本书据明崇祯九年(1636年)东吴铭新斋刻本重校排印,供中医临床工作者阅读之用。

点校说明

《妙一斋医学正印种子编》是一部求嗣专著,为《医学正印》丛书中的子目之一。系明代岳甫嘉编撰。约成书于明崇祯八年(1635年)。

岳甫嘉,字仲仁,号心翼,又号妙一斋主人,明季兰陵(今江苏武进)人。生卒年未详。约生活在明万历至崇祯年间。早年习举业,偏好医术,明万历四十年壬子(1612)赴试不第,崇祯元年(1628年),再应乡试复不中,遂弃举而一意攻医。参脉考证几十年,自投方药而自病效,又救治家人与亲朋好友,活人甚众,名声大震。不分富贵贫贱,一视同仁,不计报酬,甚得贫苦人民之心。其子岳虞峦于崇祯四年(1631年)中进士,劝父休息而颐养天年。甫嘉不以子贵而自矜,仍坚持为民众诊病。其子峦官江西按察使,乃随赴任所。闲暇之余，博览医书，广采众方，汇二十余年之攻苦，著成《妙一斋医学正印编》。计有：种子全编、保婴全编、顺老全编、男科证治全编、女科证治全编、外科枢要良方、眼科指迷良方约16种。种子全编即《妙一斋医学正印种子编》。该书上、下两卷，上卷是男科内容，先论后方，论述重视葆精，有"先天灵气""交合至理""交合有时""养精有道""炼精有诀""父精母血"诸篇，诊病则重视脉症合参，尤以诊脉为长。处方多用中和之剂，收固真阴，反对浪用热药，徒取亢阳用事，图一时之快而耗散精血，祸乃叵测。间附成效举略（验案）以示规矩方圆。下卷是女科内容，本陈氏《妇人良方》，参考薛己之校注，又参以己意，详为考订而成。主张治女子不育以调经为本。其要总归于调脾胃，养气血，培生生之源。慎用大破大散大寒大热之峻剂。该书篇幅虽小，经、带、胎、产俱全。为治疗男女不孕不育症之临床专著，颇有实用价值。

该书的最早刊本是崇祯九年丙子（1636年）岳虞峦刊本。现有崇祯九年绣谷三乐斋刻本、东吴铭新斋刻本。清乾隆五十八年（1793年）陈文绂刻本及各种抄本。

本次整理以崇祯九年东吴铭新斋刻本为底本，以清乾隆五十八年癸丑陈文绂刻本为对校本，又参校了《千金要方》《妇人良方》《医学入门》《景岳全书》《万氏家抄方》《证治准绳·女科》《医方类聚》《济阴纲目》等书，所遇问题处理原则如下。

1. 采用现代标点方法，对原书进行了重新分段与句读。

2. 凡底本与校本互异，显系底本有误者，据校本改正之，出校说明。校本有误者不予处理。

3. 若底本与校本文互异，难以定夺是非者，保持底本原文，出校将校本异文列举,以供读者参考。

4. 凡底本校本同,与他校之书原文互异者,有损文义之字,据原书原文改正之,出校说明。无损文义者不予处理。

5. 若底本、校本、他校本,文虽一致,但显系错误者,以文理、医理正之,改正原文,出校说明。

6. 原目录与正文标题出入较大,今据正文补充编排。

水平所限,错谬难免,敬请指正。

郭瑞华
2000 年元旦于泉城

医学正印序

　　天下有大豪杰所为，即侯王将相不得而尚者，其在性命之间乎。昔孙思邈摄生太白山中，天子召见便殿，赐马，赐第，又从幸九成宫，一时名士争师事焉。卢照邻问疾，先生曰：良医导之以药石，救之以针砭；圣人和之以道德，辅之以政刑。故在人有可愈之疾，在天有可禳之灾。大哉斯言，枕中素书，此其概矣。后陈图南亦携一石铫，隐卧华山。兴国初召见延英殿。宋琪问养生之道，先生曰：假令白日升天，何益于事，今君明臣良，同德兴化，勤行修炼，无出于此。至南衙储位定策，片言卓尔鸿犹，悉皆先生石铫中物也。余于今世，实得再见心翼岳太公焉。公为金部衡山公之封翁，人但知其德门家学，厚酝骏发于衡山，而美其报，不知其德施之弘博，学力之冥探，有为之昆源宿海者，虽四世五公不足竟其绪也，余揖公于建康，叩其中藏若洪钟大吕。瞻其风采则又仙仙有道，类天际真人。乃知公以壮年即腰嫌、大组，心宝尺宅。更时以长桑君学作度世福星。留都巨公，若前大司马吕公，今大司马范公，少司成王公。无不折节祗迎，把臂恐后，而一时名士愿得师事者又无算也，余与公郎衡山友最善、所以奉公教者最多，食公德者最沃，而知公之道心玄味者亦最深。真不啻思邈之于唐，图南之于宋也。一日出其笥中秘藏若干种，总名曰《医学正印》，且命弁言于余。余读其书，大概祖祢轩黄，昆季仓扁，一切微言深识都为世儒所未睹。三复起舞，劝公绣梓以公诸世，俾余关中鄙人，为公播德无穷焉。异日者，公道誉益隆，道貌益茂，方将庞眉皓发于至尊之前，阴调元化，则孙、陈两先生不得专席于古矣。天下之颂公者，宁止衡山之燮理玉铉，炳光青史乎哉。

赐进士第南京浙江道监察御史通家侍生赵志孟顿首拜撰

妙一斋医学正印编序略

　　盖经术所以经世也，不为良相，则为良医，医独非经术乎。《内经》一书与羲《易》并传，置之六经奚逊，予髫年习举子业，经传外辄喜读子史，而薄时艺。才搦管，辄喜作惊人语；而耻拾人唾。一就童子试，辄当主司意，拔前茅，屡就诸生试，辄拔上等。自谓掇青紫如拾芥，夫何五试棘闱不售。壬予之役，卷几得隽，而复外孙山，非数奇也，天也。予少善病，恨不自为医，而又薄世医，性喜读歧黄八大家诸书，参脉考症几十余年。自投方药而自病效，投之家人而家人之病效，投之亲朋而亲朋之病复效。于是四方之乞药者户屦恒满。而投之四方之人，四方之病靡不效。虽豪贵之车马辚辚，而单微之家病呼即住，初无轩轻视，并不计其报。而四方之贫病求治者更踵相接，予欲休不得休矣。戊午之役，复试棘闱，又不售。自分天不欲予以经术经世,而欲予以医术济世也。则予之利于小试而不利于大试者,非数奇也,天也。厥后一意攻医,全活颇众,考订又十余年,而予年已五十矣。回思昔日之摩举业何如摩医学之勤也,赴功名何如赴诊救之切也,是予之终不获以经术经世,而犹得以医术济世者,非数奇也,天也,亦性也。岁至丁卯,幸儿虞峦隽于乡,儿劝予休而人勿予休也,至辛未儿登甲榜,复劝予休,而人犹勿予休也,及授职南曹,而迎予官署,得稍休矣,予于是汇二十余年之攻苦,著为《妙一斋医学正印编》。盖用药如用兵,先王祖忠武之用兵也,曰:运用之妙,存乎一心,兵法奇奇正正,正正奇奇。而奇终不离乎正,正者理也,奇者变也。得其理而变化生心矣,惟医亦然。故颜其斋曰"妙一",名其编曰《正印》。"正印"者,印正于古先圣贤,而并以印正于当代后世之君子云尔。时崇祯岁次乙亥季春。

敕封承德郎南京户部陕西清吏司主事
兰陵岳甫嘉仲仁氏自述

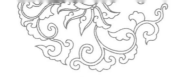

医学正印十六种总目

种子全编
保婴全编
顺老全编
男科证治全编
女科证治全编
家居慎疾良方
旅邸便易良方
读书辛苦良方
仕宦勤劳良方
行军济变良方
急救危瘵良方
外科枢要良方
眼科指迷良方
脉理简明指掌
药性辨真总释
食物辨真总释

种子编自序

　　《种子编》乃予《医学正印编》之一也，合女人调经、固胎、护产为上下卷，藏之笥中久矣。曩者在金陵时，待御赵公，劝予授之梓，予见峦儿饮冰茹檗，未便购梓，及随任禹杭半载，见儿悬鱼之署，垂橐更甚。是编几付之尘蠹，无复公世想，适触杭城中有标榜通衢，鬻打胎绝产之方为业者，其术之不仁一至是。儿虽禁示颇严，未必无一二潜鬻以图射利者。天下往往有求嗣而艰育者，乃怀妊而反欲堕之，不几拂天地好生之德乎。予于是出是编命儿曰："宁减我辈衙斋之膳，亟授之梓，以告杭人，并以告天下之为杭人者，庶不至习为残忍刻薄之业。缘是而减口腹之奉，可以惜福；习保身之法，可以延年；得广嗣之意，可俾天下男无不父，女无不母。为当今圣天子，成一多福、多寿、多男世

界,予与尔之心不更惬乎"。峦唯唯,旋
付刽厮。

妙一斋主人述

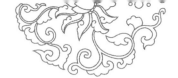

目　　录

上卷　男科

先 天 灵 气

　　盖人为万物之灵,乃人之中,又有灵与蠢之不同者,何欤? 蠢者愚夫愚妇,或反多男,灵者聪明俊秀,或反艰嗣者,何欤? 又愚夫愚妇,或偶诞俊秀之儿,聪明俊秀;或偶育痴愚之子者,又何欤? 盖今之求子者,只言男女交媾,其所以凝结成胎者,不过父精母血,不知此犹是后天滓质之物也。 其胎之成否,子之有无、灵蠢,尚不可必也。 乃一点先天真一之灵气,妙合在未始氤氲,未始交媾之先者。 此正天得之以清,地得之以宁,人得之以生且灵者,可见转否为泰,转蠢为灵,转无子为有子者,皆在是也,人能葆合先天之灵气,其于求子之道,思过半矣,客问曰:葆合之道安在？曰：存仁。仁者，生生之理，万善之元，广嗣之本也。

交 合 至 理

凡交合之期，必败血去净，新血初生，子宫正开，此时用驯虎工夫，乾施坤受，两情畅美，正所谓如炉点金，如浆点腐，决能成胎矣。其间为男为女，固有蕴含于先天，而妙合乎后天者。乃说者谓阴血先至，阳精后冲而成男；阳精先入，阴血后参而成女。世无有精先泄而生男，精后泄而生女者乎？又或谓子宫有二穴，男穴在左，女穴在右，施精时，偏于左则男，偏于右则女。彼奔偷私窃者，往往得男，仓卒交合，岂必其皆偏于左而无右乎？谓微阳不能射阴。弱阴不能慑阳，世上有尪羸之夫，怯弱之妇，屡屡受胎，虽欲止之不能；亦有血气方刚，精力过人，反艰于嗣育者，何欤，至若所谓耐战采阴，用霭、霹、霎、霆、霈五字等法，则外道而非生育之正，并非夫妇之义矣。虽妾媵亦不宜也，倘所谓单日成男，双日成女，庶几阴阳奇偶之理，而入房取奎壁成定天月二德等日，或者趋吉避凶之道。然而新娶远归，何尝择吉，而愚夫愚妇又何知历日哉，则余所谓百脉齐到者近是耳。若三月后，尚可转女为男，则又诞妄不经之甚，而其方不必载矣。

交 合 有 时

夫天地生物，必有氤氲之时，万物化生，必有乐育之时。如猫犬至微，将受妊也，其雌必狂呼而奔跳，以氤氲乐育之气，触之而不能自止耳。此天然之节候，生化之真机也。世人种子，有云三十时辰两日半，二十八九君须算，此特言其大概耳，非的论也。《丹经》：一月止有一日，一日止有一时。凡妇人月经行一度，必有一日氤氲之候，于一时辰间，气蒸而热，昏而闷，有欲交接不可忍之状，此的候也。于此时递而取之则成丹，顺而施之则成胎矣。其日三日月出庚,又曰温温铅鼎,光透帘帏,皆言其景象也。当其欲情浓动之时,子宫内有如莲蕊初开,内人洗下体以手探之自知也,但含羞不肯言耳。男子预密告之,令其自言,一举即中,必多成男,何也?阳以静胜阴之动,阴动必先靡,阳静必后劲,此《易》坤求乎乾,地天泰之义也。

养 精 有 道

夫聚精之道,一曰寡欲,二曰节劳,三曰惩怒,四曰戒醉,五曰慎味。今之谈养生者,多言采阴补阳,久战不泄,此为大谬,肾为精之府,凡男女交接,必扰其肾,肾动则精血随之而流,外虽不泄,精已离官,纵有能坚忍者,亦必有真精数点,随阳之痿而溢出,此其验也。如火之有烟焰,岂有复反于薪者哉,非但不能聚精,久将变为他症,是故贵寡欲。精成于血,不独房室之交,损吾之精,凡日用损血之事,皆当深戒。如目劳于视,则血以视耗,耳劳于听，则血以听耗，心劳于思，则血以思耗。吾随事而节之，则血得其养，而与日俱积矣。是故贵节劳。主闭藏者肾也，司疏泄者肝也，二藏皆有相火，而其系上属于心，心君火也。怒则伤肝，而相火一动，上煽君火，辗转炽盛，则疏泄者用事，而闭藏不得其职，虽不交合，亦暗流而潜耗矣。是故当惩怒。人身之血，各归其舍，则常凝。酒性烈，最能动血，人饮酒则面赤，手足俱红，是扰其血而奔驰之也，血气虚弱之人。数月无房事，精始厚而可用，然使一夜大醉，精随酒耗，且多热毒。是故宜戒醉。《内经》云：精不足者，补之以味。然浓郁燔炙之味，不能生精。唯恬澹之味；乃能补精耳。盖万物皆有真味，调和胜则真味衰，不沦腥素淡，煮之得法，自有一段冲和恬澹之气益人肠胃。《洪范》论味而曰，稼穑作甘。世间之物，唯五谷得味之正，若能淡食谷味，少佐以滋味，最能养精，是故当慎味。

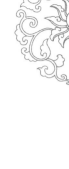

炼 精 有 诀

炼精之法，全在肾家下手。内肾一窍，名玄关；外肾一窍，名牝户，真精未泄，乾体未破，则外肾阳气至子时而兴，人身之气与天地之气，两相吻合。精泄体破，而吾身阳生之候渐晚。有丑而生者，次则寅而生者，又次则卯而生者。有终不生者，始与天地不相应矣。炼之之诀，须半夜子时，即披衣起坐，两手搓极热，以右手将外肾兜住，以左手掩脐而凝神于内肾约半个时，久久习之。而精自旺矣。此诀虽非医旨，亦录以俟知者。

胎 始 从 乾

夫父母之生子，如天地之生物。《易》曰，坤道其顺乎，承天而时行。夫知地之生物。不过顺承乎天，则知母之生子，亦不过顺承乎父而已。知母之顺承乎父，则种子者，果以妇人为主乎？以男人为主乎？然所谓主于男子者，不拘强弱，不拘康宁病患，不拘精易泄难泄，只以交感之时，百脉齐到为善耳。交感而百脉齐到，虽老虽弱，虽病患，虽易泄，亦可以成胎。交感而百脉参差，虽少虽强，虽康宁，虽难泄，亦难成胎矣。妇人所构之血，固由乎百脉合聚，较之男子之精。不能无轻重之分也。孔子赞乾元资始曰大，赞坤元资生曰至，得无意乎？若男女之辨，又不以精血先后为拘，不以经尽几日为拘，不以夜半前后交感为拘，不以父强母弱，母强父弱为拘，只以精血各由百脉之齐到者别胜负耳。是故精之百脉齐到，有以胜乎血，则成男矣。血之百脉齐到，有以胜乎精，则成女矣。至有既孕而小产者，有产而不育，有育而不寿者，有寿而黄耇①无疆者，则亦精血之竖脆分为修短耳。世人不察其精血之竖脆，已定于禀受之初，乃以小产专责之母，以不育专付之儿，以寿

---

① 耇（gou）：高寿之义。

天专诿之数。不谬乎。

夫百脉齐到者,乃一身神情气血,骨节毫窍,无不毕达之谓也。既交媾矣,何以云有齐到,有参差者哉?此其机又系于平日之培养,务使父精无淡,母血无枯,俾乾健坤柔。阳先处夫必胜之数,阴每从之,故孕无不成男也。乃若父母之七情六郁,痰凝气滞,饮食醉饱,俱能令气脉淤塞,精血清淡,则百脉乌能齐到?如此非唯不能成胎,即成胎亦多损伤夭折,惊痫疮疹,弊有不可胜言者。则药饵调摄之功决不可少,此又人之善承乎天者矣。

父精母血

按生子之道,本之父精母血是矣。《易》曰:男女媾精。男有阳精,女独不有阴精乎?交感百脉到时,男子施精矣。女子面红唇赤,鼻尖微冷,声息微喘,是即女子施精时也。此精不论经前经后,交媾毕时俱有,但不若男精中有结块成形者,为少异耳。是必阳精与阴精合成一块,宛如太极之形。适凑经净,新生之血,日浸月盛,乃成胎耳。否则《易》何以止言男女媾精,不言男媾精,女媾精乎?但阳精原是气结之华,阴精仍是血凝之液。通此而生子之道,谓之父精母血也固宜。

脉息和平

生子之脉,专责于两肾、在脉为两尺。男子右尺偏旺者,相火易动,好色少子;左尺偏旺者,阴虚火动,精不固少子。脉迟弱而涩者,精气清冷;若微弱而濡,则入房无力。俱令无子。妇人脉微弱而涩,少年得此为无子,中年得此为绝产。若肥人脉细而弱者,主胞有寒。浮而紧者,腹有疝瘕,俱令少子。男妇之脉俱以沉滑和匀乃为生子之脉。

人身气血,各有虚实寒热之异,唯察脉可知。脉有十二经,应十二时,一日一周,与天同运,循环无端。其至也,既不宜太过而数，数则热矣。又不宜不及而迟，迟则寒矣。不宜太有力而实，实非正气能自实也，正气虚而火邪来乘以实之也。治法先当散郁以伐其邪，邪去而后正可补也。不宜太无力而虚，虚乃正气正血虚也。治法唯当补其气血耳。亦有男妇上热下寒，表实里虚，而未得子者。法当临睡时服凉膈之药，以清其上；每晨食未入口时服补药以温其下；暂进升散之药以达其表；久服厚味之药以实其里。又有女人气多血少，寒热不调，月水违期，或后或先，白带频下，而无子者，皆当诊脉而以活法治之。务欲使其夫妇之脉，皆和平沉滑，不热不寒。交合有期，不妄用精，必能生子，子不殇夭。故欲得子者，必须按脉立方，因病用药。

服药节宣

男子以阳用事，从乎火而主动，动则诸阳生；女子以阴用事，从乎水而主静，静

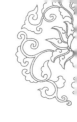

则诸阴集。故治男子毋过热以助其阳，治女人毋过寒以益其阴。古人以黄柏、知母之类，每用于男子，而干姜、艾叶之类，恒施于妇人，良有以也。男女阴阳自然之体，若六气迭侵于外，七情交战于中，饮食致伤其中洲，房劳亏损其元气，发为诸病，又不可执一而治。况如近世，情欲太早，或男精未通而御女，或女经始至而近男。譬始荄之木，质原柔脆，根本既薄，枝叶必衰，岂能蕃衍乎。故男女嗣续稍迟，虽无疾病，尤当保护。何者？男子阳动之体，唯虑合而易失，未获中其肯綮。女子阴静之质，多苦交而勿孕，不能遂其生成。故精清流而不射，皆为精气不足。白淫白带，月信愆期，皆为血气不调。则预为调养，不可不得节宣之法。是以在男则用中和之剂，收固真阴，以为持久之计。在女则用温经之药，鼓作微阳，以为发育之基。间有男女虚寒而纯用热药，实热而纯用寒凉者，此又对症立方，节宣之所不可偏废者也。窃怪今之疗求子者，治妇人而寒热兼济者有之矣，至治男子而专用热药，徒取元阳用事，快一时之乐，久之而精血耗散，祸乃叵测。每见缙绅中惑此，有尿血数升，不旬日而毙者，有发肾痈囊毒而毙者。有发肺痈及翻胃膈噎而毙者。种种不可枚举，非徒无益而又害之，不可不谨也。余特著经验良方，并斟酌温凉补泻之剂，对症之虚实寒热而考订之，庶为广嗣者之一助云。

服药要领

列方虽非一种，取效不在兼收。或良工察脉而虚心审证，或病者自知寒燠而对证选方。得其一，修制虔服，自获神效。在昔忠武用兵，贵精不贵多，得此道也。然犹望求嗣摄生君子三思，无后为大，又在保养元精，借资药力。若徒恃药力而浪费元精，炼石补天，其有济乎。婆心子更

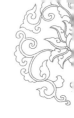

不胜惓①祝。

成效举略

　　一友年壮力强，娶妇十四载从不成育，诸医皆咎其内之艰嗣也，计将置妾焉。予诊友脉，六部皆洪大，两尺虽洪大，但重按之则微细无力。因诊其内脉，颇无恙。予叹曰：须知萱是宜男草，何必千金买牡丹，但脉病在夫，心火炽盛，相火煽从，而肾水不足以制之也，此友性嗜酒喜博②，每夜以继日，沉湎不休。又善御女，通宵不败。每自言内人苦此，许置妾以代，予笑曰，"此血气为酒所使，亢阳用事，非摄生求嗣之道。一旦血耗气衰，犹之电光石火耳"。友愕然惊顾曰："若是其甚乎，愿明以教我。"予曰："若果真心求治，请断酒戒博，唯予药是治，期年之内，可望得

---

①　惓：与拳通。形容恳切之义。

②　博：古代一种棋戏，用于赌博。

子。"友果猛然憬悟，设誓闭关，摈曲蘖①
远奕客，一意唯予药是请。予初进以柴葛
解肌汤二剂。友曰："非其治也。"予曰：
"非君所知。"次进以黄连解毒汤二剂。
友又曰："非其治也。"予又曰："非君所
知。"乃数月而此友形貌消瘦，神思困倦，
因召予谓曰："吾今几毙矣！满口破碎，
小便黄赤，阳事竟不举，吾今几毙矣！可
奈何?"予曰："君无患，乃今而君之真面
目始睹。向非解肌以达其表，解毒以清其
里，则向来之宿酲②未散，热毒未消。骤
施温补种子等剂，不犹闭门养寇，而篸之
以膏粱，其有瘳乎?"友更霍然憬悟曰：
"命之矣。"于是进以清心滋肾等剂，半月
之后，方服心肾种子丸一料。几三月，又
服中和种子丸一料。逾半载，乃以考事出
关，遂以出关之夕，与正夫人成孕。匝十
月，举一子，欢然相庆。始信予言之不谬，

---

① 蘖(nie)：酿酒的曲，在此作为酒的代称。

② 酲(cheng)：病酒也。

予书此者,非诩己之长,暴人之短。盖一以见凡人壮年无子者,逞己之强阳,有病苦不自知。一以见医者察病,自有标本,投药自有渐次。如解肌解毒等剂,岂种子药乎,倘施之无序,即大温大补,终难见效。此举一以例其余,病者医者,俱当触类而旁通之可也。故曰神而明之,存乎其人。

附　方

凡方非种子,而用以成种子之功者,附查。盖武将之与文臣,功不相掩,其定太乎一也。

柴葛解肌汤

柴胡二钱　黄芩炒,一钱　干葛粉三钱芍药炒,一钱　羌活一钱　白芷一钱　桔梗八分　石膏三钱　甘草三分

水二碗、姜三片煎服,取汗。如无汗,加苍术一钱

再一剂热服,效。

黄连解毒汤

黄连二钱,姜汁炒　黄芩炒,二钱　黄柏炒,
二钱

山栀炒,二钱　柴胡二钱　连翘二钱

上锉一剂,水二钟,煎八分服。

清心滋肾汤

当归酒洗,一钱　白芍　酒炒,八分　橘红
一钱　白术土炒,一钱　白茯苓八分　远志肉
甘草汤制,六分　酸枣仁炒,研末,一钱　麦冬去心,
一钱二分　玄参一钱　枸杞子研碎,一钱三分
杜仲盐酒炒,一钱二分

水二钟,煎八分,空心、临卧间服。

心肾种子丸(见后)
中和种子丸(见后)

一友自幼患羊痫之症,及其壮也,又
患滑泄之症,而痫益频,无子。医者上驱
其痰,则药必疏利,而精愈泄,下固其精,
则药必补涩,而痫愈发;若疏利与补涩并
用,则二病频仍,终不能愈,如何得子? 诸
医束手。一日召予往视,予诊其脉,上盛

下虚。细简诸医之方，皆稳当而未能奏效。踌躇半晌，因问痫状。曰：发时如羊鸣一二声，猝然晕倒，手足牵搐，咬牙痰涌，不省人事，一饭时方醒。醒则一二日身体微热，精滑不止，倦怠之甚。因问精滑状，曰清精不时溢出，淹滋不净。又问夫妇交感亦精多否，曰甚少。予思痫乃自幼之沉疴，滑乃后来之添症。滑则断欲可葆其元，药饵可徐收其效。若痫症不去，则饮食皆化为痰，久之身且不保，安望得子。今身体尚虚，未可投药，请夫妇分处，断房事一月，然后予可得而施治矣。友果如予言。越一月，遇痫发时延予往，予预制三子散为末以待，将牛黄丸用竹沥化开，候其病痫将止痰将退时灌下，盖先则痰方涌盛，药力不入，后则痰归窠络，药攻无力也。灌下牛黄丸，苏醒时，随将三子散用河水三碗煎一碗如稀粥样，带热服下。计申时痫发用药，到初更时腹中连响，夜半大解，去积痰半桶。后痫不复发，

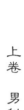

滑亦渐止，戒以绝欲半年，常服安神丸，后服心肾种子丸，期年而得子。盖医者意也，如三子之法，方书所不载，诸医狃①于固本则邪自退之说，而不知外来之邪可扶正气以胜之。若自幼之顽痰，方且窃气血而操心肾之权，上能迷心而使之晕，下能走肾而使之滑，此正根本之病也。去病除其根，故能奏效而得子。此因奇症而特笔之，若止于精清精滑、精寒阳痿等症，治之特易易耳。是故医贵有识，尤贵有胆。

附　方

三子散

真苏子 微焙，一两　　白芥子 微焙，一两　　韭菜子 微焙，一两

上共研为末，用河水三碗煎一碗，如稀粥样，带热服下，候腹中声响，大解去积痰宿滞为验。

安神丸

当归 酒洗　　人参 去芦　　白茯苓 去皮　　酸

---

①　狃(niu)：拘泥，因袭之意。

枣仁炒　　生地黄酒洗　　川黄连酒炒　　橘红

真胆星　　厚黄柏盐、酒、蜜炒黑色　　麦门冬去心

以上各一两　　朱砂另研，水飞过，五钱

上为极细末，炼蜜为丸，梧子大，朱砂
为衣。每服五十丸，空心清米汤下，食远
临卧灯心汤下；忌猪、鹅、牛、羊、犬、马等
肉、胡椒、葱、蒜。

心肾种子方（见后）

一新安友人来谒，求治病，并求种子
方。予见其年逾四十，形体孱弱如不胜
衣。诊其脉，六部俱微缓无力，两尺如丝
轻漾，一似欲绝者。自言无医不投，无药
不服，或以为瘦人多火而服知柏，或以为
虚寒之极而服桂附，总皆不效。予问曰：
饮食若何？曰：闻荤腥便欲呕吐，今且茹
素矣。予又问曰：向服何药，曰：向服滋阴
地黄丸，后服八味地黄丸，俱无效。予曰：
据脉息，则诚虚寒也，所服药亦未为全误
也。但须先理中州，然后议治幽北① 可

---

①　幽北：幽州以北，此借北方之地以喻肾。

耳。必须耐心守以岁月，不但病愈，可图得子。友喜曰：敬闻命。予投以补中益气汤，加砂仁神曲，十余剂而脾胃稍起。又劝其去素茹荤，而少佐以肉味，脾胃愈起，始投以大剂补中汤，加枸杞子、杜仲各三钱。服二十余剂，脾胃始健，而腰膝渐强。后令其仍服八味地黄丸半料，兼服朱鹤山煎方日一剂，甚是得力。后服河车种子丸一料，果身体强健，逾年置妾遂得子。

补中益气汤

人参一钱五分　黄芪蜜炙，一钱五分　白术一钱五分，土炒　当归酒洗，一钱　甘草炙，一钱或用五分　陈皮八分　软柴胡二分　升麻二分

上加神曲炒一钱、砂仁三分研末，水二钟、姜三片、枣二枚，煎八分上午服。大剂补中汤即前方倍之。

八味地黄丸

怀熟地如法制八两，另捣　山萸肉四两干山药四两　牡丹皮三两　白茯苓三两　泽泻三两　大附子一两，顶脐平者，童便煮一日夜　肉

桂_{童便浸晒三次,五钱}

上为末,炼蜜为丸梧子大。每服百丸,空心盐汤下。

朱鹤山煎方、河车种子方俱见后。

一友患肠风下血。每大解,鲜血四射,淋漓不止,如此者十余年,面色痿黄,腰痛腿酸,四肢乏力,阳事痿缩,数年不举无子。自谓遇予之晚,求治于予,非求种子,求救残喘耳。予诊其脉,果虚弱之极。两尺重按,尚非绝脉。其阳事痿缩者,只因血枯气索,虽有微阳,不能振鼓耳,因问平日喜食何物?所服何药?曰:诸医皆云血热,多食凉物,凡四物、芩连、槐角、地榆之类,无年无月无日不服。目今尚服滋阴脏连丸,总皆不效。予曰:君果遇予晚,若早遇予,病愈已久,且生子矣。友不觉辗然而笑曰:救残喘足矣,何敢有望外之想。予曰:世皆知心主血,肝藏血,脾统血。心与肝固喜清凉,独不思脾喜温燥乎。且血热妄行,口鼻皆可出,何独注之于大肠。

盖血属水,水性善下。脾属土,土不得其平,则水下流,理也。治宜温脾以摄血。且肺与大肠相表里,敛肺气,则金不能伤木,而血自归经矣。但予立方甚平常无奇,又血症方,书所不载,不免为当世所嗤笑。且虑君见药品无奇,一似与血分绝不相关者,定掷之不服,虽求予无益也。友俯首叩求无已,遂为立一方,并制药二剂与之。友果如法处服,才下一剂而血减,下二剂而血止,制丸服之而竟不复发。后令服五粉糕半载,兼服补中益气汤,加枸杞子、杜仲。又后令服八珍汤加枸杞子、杜仲,最后令服聚精丸,几两年竟得子。

附 丸 方

大厚朴去粗皮,五两,用带皮生姜五两捣烂取汁拌厚朴,仍用姜渣同厚朴炒,以姜渣黑色为度,不去姜　白术一两　真神曲一两　大麦芽一两　北五味子一两

上同炒黄,共厚朴为细末,水打陈黄

米糊一两为丸，桐子大。空心，清米汤下
五七十九。

附 煎 方

制姜朴五钱　神曲一钱　云白术一钱,土
炒　大麦芽炒,一钱　北五味子一钱,微焙,研碎

上锉一剂，加陈黄米四十九粒，水二
碗、煎八分，空心服。凡肠风下血者，多系
脾胃虚寒，不能摄血，服之皆效。虽酒客
湿热下注放血者，服之亦效。但纵酒每复
发耳。

附 五 粉 糕 方

芡实去壳　白茯苓去皮　干山药　莲
肉去皮心　薏苡仁净各四两

上加粳米一升，糯米一升共磨为粉，
入白糖霜，和平常蒸糕法蒸熟烘干。

空心或饥时将滚汤泡服或干服亦可。

附八珍汤方

人参一钱 白术土炒,一钱 白茯苓一钱 当归酒洗,一钱 白芍药炒,八分 川芎六分 甘草炙四分 枸杞子一钱 杜仲盐酒炒,一钱 熟地黄一钱

水二钟,煨黑姜一片、枣一枚煎服。

附补中益气汤(见前)

聚精丸(见后)

一澄江友,年过五十,久患痰火无子。平时痰火不拘日夜常发,发则气塞喉闭,不能言语,几绝。不能待药,急取冷水冷茶,咽下稍苏。迨十日半月一大发则哮喘痰塞,昼夜不能睡卧,才着枕即叫喊胸胁痛甚,痰塞喉间气不得出,冷汗如雨,唯令家丁日夜抱坐待毙而已。有诸医用二陈、瓜蒌、枳实等汤者,有用滚痰丸者;有用温胆、酸枣仁等汤及安神等丸者,俱不效,延予往治,予诊其脉,上下俱盛,两尺更洪

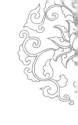

大。因问饮食若何？曰：痰稍退，则求食，食即易饥。问阳事举否？曰：时举。连晚彻夜不寐，无可奈何，只求稍稍合眼，便遇神仙矣。予曰：是不难，但予所用之药，未免为诸医所笑，即病者闻之，亦决不肯服耳。众家丁皆曰：决不令诸医见，亦不使病者知，唯求速赐救耳，予果制一剂，令速熬竹沥以待。药报熬熟，令加姜汁五茶匙，竹沥一大杯服下，不半时，喊叫渐宁，胸胁痛亦渐减，便欲求睡。得睡一觉，求食，食后亦不易饥。至来日午余，又服一剂，夜间鼾睡，痰退气舒痛止，病不复发矣。举家欢甚，开筵称庆，求予方，方附后。盖此症因年老血衰，阴虚火炽，煽动胃火，胃火复炽，煽克肺金。母子既不相生，则子母不能相顾。辗转相煽，一身尽为火宅，如何得睡。痰困火盛，如何不填塞胸隔，痛楚叫呼欲绝也。后立一擦牙漱津方，早晨用之，可免服煎药。又令其制滋阴地黄丸服之，以除病根，后令服滋阴种子丸,乃得子。

附 煎 方

苏梗五钱　石膏一两,研末　人参三钱
真苏子五钱,研末　真黑牛胆南星陈久者良,三
钱,得牛胆陈久则不燥　木香一钱,另研　黄柏五钱,
盐水炒三次

水二碗,煎八分。入姜汁五匙、竹沥
一杯服下,神效。盖血少阴虚,药喜润不
喜燥,所以见效速。

擦牙漱津方

石膏四两,煅过　青盐一两,炒　黄柏二两,
盐酒炒黑色　川椒炒去汗、去目、去骨,取红末三钱
杜仲二两,盐酒炒断丝

每清晨洗面时,取少许擦牙漱津,呷
滚水再漱咽下。滋阴清火,永无痰火
之患。

滋阴地黄丸

熟地黄八两,如法制　山茱萸肉四两　干
山药四两　白茯苓三两　牡丹皮三两　泽泻

三两　　黄柏三两,盐酒蜜炒三次黑色　　知母三两,盐酒炒三次茶合色

上为末,炼蜜丸梧子大。空心淡盐汤下三钱。再加麦门冬三两,去心　辽五味子一两五钱名加味滋阴丸。治痰火甚效,此治本之剂也。

滋阴种子丸(见后)

一友于正夫人虽有子,后置一妾,宠甚,三年不能成孕,即正夫人熟腹亦不孕,求诊于予。予诊其脉,右关微弱,左尺虚滑,询其病原,谓因劳碌受饥,遂得滑精之症。偶或饥劳,流滑不已。即遇交感,亦软弱之甚,精薄而少。予曰:证果应脉,此乃脾虚不能制水,以致肾虚不能蓄精,艰子之由正坐于此。治宜实脾滋肾,土旺则水自藏;肾充则精自厚,生子可必也。为立一煎方,用四君子加山药、莲肉各三钱,文火煎如稀粥样,日进一剂,王道无近功,服至三十剂,脾渐强,虽遇饥,精滑亦减。复为立一丸方,服不及四两,虽遇饥,精亦

不滑矣。盖此友欲验予方，故饥以试之，而果验也。病愈服生精种子丸一料，逾年宠妾生子。

附 煎 方

人参_{去芦,二钱}　白术_{土炒,二钱}　白茯苓_{去皮心,二钱}

粉草_{蜜炙,一钱}　干山药_{焙黄色,三钱}　莲肉_{留皮去心炒,三钱}

河水二碗，煎八分，空心服。渣再煎服。

附 丸 方

白茯苓_{二两,乳汁晒七次}　干山药_{二两,炒}

莲肉_{二两}　人参_{一两}　厚黄柏_{二两,蜜水拌浸炒,再拌浸再炒,如此五次,以紫金色为度}　白术_{二两,饭上蒸,土焙}　砂仁_{一两,微焙粉草五钱,蜜炙}

上为末，用沙苑蒺藜子四两，微炒为末。以二两入药，以二两煮成膏，和前药末春千杵为丸，如梧子大。空心或清米汤

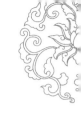

或淡盐汤下百丸。

生精种子丸（见后）

一仕宦者，患肾泄无子，每五更辄腹痛，腰间有气撑下，直至肛门，作响一声，一泄如注。始之泄也，或黄或白，或沫或溏，久之而所泄皆黑沫，如泥浆水。此谓之肾败，非但不能得子，且有性命之忧。予为立一丸方，服至半月而泄渐减，服至三月而泄全愈。后服补骨脂丸，加五味子四两，砂仁一两。又服宝精丸，去当归，加补骨脂三两、五味子一两，杜仲三两，一料而生子。

附 丸 方

肉豆蔻四两，粉裹煨　吴茱萸二两五钱，汤泡
补骨脂三两，盐酒炒　五味子三两　人参一两
木香六钱，不见火　砂仁八钱

上为细末，山药粉三两打糊丸，如梧子大。每服三钱，空腹白汤下。

补骨脂丸（见后）
宝精丸（见后）

一文学，性嗜读书，尤善属文，每读书至夜半，辄阳精流出。遇作文，两篇犹可，至三篇，未有不精下流者。即偶或不流，其夜未有不梦遗者。年已三十六无子，求治于予。予诊其脉，心火炽盛，下部微弱。此用心太过，心肾不交之症也。予立一煎方，又立一丸方，次第服之。病愈后，服心肾种子丸乃得子。

附 煎 方

白茯苓一钱,去木　麦门冬一钱,去心　远志肉五分,甘草汤制过　柏子仁一钱,去油研干　山药一钱　山萸肉一钱　怀生地一钱,酒洗　黄柏盐、酒、蜜三制黑色,七分砂仁末三分　甘草三分

水二碗，人圆眼肉五枚去核，灯心二十根，煎八分。调沙苑蒺藜子，微炒研末一钱。空心临卧各一剂，效甚。

丸　方

山萸肉三两　麦门冬四两　远志肉三两,甘草汤制过　北五味子三两　菟丝子四两,酒煮,如法制　干山药三两　怀生地四两,如法制熟,另捣　白茯苓三两　沙苑蒺藜子半斤微焙,四两入药,四两打膏为丸　黄柏如法制,四两　砂仁二两　柏子仁二两,另捣

上为末,除另捣外入蒺藜膏和匀,如干,加炼蜜打千杵为丸,梧子大。每服空心淡盐汤下三钱,临卧灯心汤下二钱,服之病除,效甚。

心肾种子丸（见后）

按生子专责在肾,但一经之病易治,有病在别经而移疾于肾者,有一人而兼数病,因而无子者,其治法颇难,其立方不易。非医者有巧思、有慧眼、有识力,投药固有不误者。故成方活用则灵,活方滞用则谬,予不能无三致意云。

附　方

中和种子丸

凡少子者，皆因元禀虚弱，或因色欲过度，以致气血两亏，心肾不交，百病内蚀，不能成育。予立此方，参三焦上下心肾之平，酌五子、六味、十精之妙。不论人之老壮寒热，虔服百日，多至半载，决能成育。经验已多，真种子第一良方也。

菟丝子拣，净水淘，舂去粗皮，用无灰酒煮烂，以丝出为度，捣如泥，为薄饼晒干，磨为末，四两　白茯苓三两　山茱萸酒拌蒸，取净肉四两　怀熟地取大生地五两，酒洗净，用砂仁末三钱，好酒半斤拌浸一宿，置瓷器坐砂锅内，隔汤炖黑烂为度，另捣　怀山药三两　枸杞子甘州者佳，四两　远志甘草汤泡，捶去骨取肉，再用甘草汤煮，晒干，二两　车前子净，用泔浸蒸，晒干，二两　覆盆子去蒂酒蒸，晒干，四两　麦门冬三两，去心　五味子二两，辽东与北来者佳　鱼鳔胶四两，用牡蛎粉炒成珠，去蛎粉　嫩鹿茸四两，酥油慢火炙透　当归身酒洗，晒干，三两　柏子仁去壳，取白净肉三两另捣　人参三两　川牛膝盐酒炒，三两　沙苑

蒺藜_{四两,微焙为末,入药,二两煮膏,同炼蜜为丸}　川
杜仲_{盐酒炒,三两}

上药十九味,除另捣外,磨为极细末,
隔汤炼真川蜜为丸。空心淡盐汤下三钱,
临卧灯心汤下二钱,百日之后,效难尽述。

附对证加减法于后:阴虚火盛,加盐
酒蜜三制炒黄柏、知母各三两。虚寒无火
甚,加童便制熟附子、肉桂各一两。或去
附桂,加肉苁蓉去鳞膜、巴戟肉、补骨脂盐
酒炒,各三两。肥人有痰,加广橘红三两,
减熟地二两。瘦人上焦有火,加姜汁炒黄
连二两。梦遗滑精,加蜜炙黄柏四两、砂
仁末二两、酸枣仁炒香三两,客有议砂仁
非固精药者,不知砂仁配黄柏入肾为封髓
丹,盖相使而为唱者也。种子之法,要在
固精。而涩精之药,尤种子所忌。如龙
骨、牡蛎等味,可入治虚损,不入种子方。
以涩则施精不全,非求嗣者所宜也。立方
之妙,全在加减考订得宜,谨述之以告
知者。

河车种子丸

河车即胎胞也,得男女交媾之气,赖命门之火,结以成形而育胎。火能生物,于种子尤为亲切。予定此方,凡男子,气血两虚、阳衰精薄者,服之举子,屡有成效。方内用肉桂、白术、陈皮者,正取火土相生之义也。

当归酒洗,二两　山茱萸去核,四两　补骨脂盐酒浸炒,三两　天门冬去心,二两　麦门冬去心,三两　生地酒洗,三两　人参二两　枸杞子真甘州者佳,三两　菟丝子酒煮炒,四两　熟地如法制捣烂,三两　山药三两　覆盆子酒蒸,三两　五味子一两　巴戟去心酒浸,二两　川牛膝盐酒炒,二两　川黄柏盐酒蜜三制炒,一两五钱　白茯苓二两　锁阳酒洗,酥炙,二两　白术土炒,二两　陈皮一两　杜仲去皮,盐酒炒,去丝,二两五钱　肉桂童便制,五钱

上共为末。紫河车一具,头生男子者,水洗净挑去筋膜,挤去紫血,用米泔漂数次,仍以酒洗过。盛瓷瓶内,入酒一小

杯，封口，重汤煮烂捣如泥。须不生疮疾洁净妇人者佳。入前药末共捣，炼蜜丸桐子大。每服百丸，空心，温酒或盐汤下。

斑龙种子丸

蜀中道人云：尾闾不禁沧海竭，九转神丹都慢说，唯有斑龙顶上珠，能补玉堂关下血。斑龙珠即麋鹿角也。鹿性善交，多寿多子。予定此方，于中年以后无子者，最为得力，能理百病、养五脏、补精髓、壮筋骨、益心志、安魂魄、乌须鬓、驻颜色，益寿多男。

鹿角十斤，截半寸长，浸七日。用淫羊藿一斤，当归四两、黄蜡二两，如法熬去渣成胶，角焙燥，霜听用

鹿角胶一斤　鹿角霜半斤　天门冬去心，四两　麦门冬去心，四两　黄柏盐酒炒褐色，三两　知母去毛盐酒炒，三两　虎胫骨酥炙，三两　龟板去裙酥炙，三两　枸杞子甘州者，四两　干山药四两　肉苁蓉酒洗去浮甲、白膜，晒干，四两　茯苓去皮，四两　山茱萸净肉四两　破故纸盐酒炒，四两　生

地酒洗，四两　当归酒洗，四两　菟丝子酒煮捣成

饼，焙干，六两　熟地制如法，六两　白芍酒炒，三两

牛膝去芦盐酒炒，三两　杜仲盐酒炒，去丝，三两

人参去芦，三两　白术土炒，三两　五味子一

两　酸枣仁炒，一两　远志甘草汤浸去骨皮各二两

砂仁一两

共为末，炼蜜化鹿角胶，丸桐子大。
每服百丸。空心淡盐汤或酒下。

按龟板、龟胶不宜单用。盖龟性不
交，与牝龟隔水相视而得孕。《子语》云：
龟龟相顾，神交也；鹤鹤相唉，气交也。故
龟板、龟胶，仙家修炼之药。种子家配虎
胫、鹿胶得阴阳之义可用，若单用，能痿阳
寒精，交不成孕，不可不知。

通真延龄种子丹

一名腽肭脐丸，阳痿无火，服之立起。

五味子二两　山茱萸四两　菟丝子四两

砂仁二两　车前子二两　巴戟天四两　甘

菊花二两　枸杞子四两　生地黄五两　熟地

黄五两　海狗内、外肾各一副。如无，即本地黑狗或

黄狗内外肾各一副酥制　怀山药三两　天门冬二两　麦门冬三两　柏子仁二两　鹿角霜二两　鹿角胶四两　人参二两　黄蘗一两半制　杜仲三两　肉苁蓉四两　覆盆子三两　没食子二两　紫河车二具　何首乌三两　牛膝三两　补骨脂二两　胡桃肉二两　鹿茸二两　沙苑蒺藜四两，二两炒磨入药，二两磨粉打糊

为末，同柏子仁、胡桃肉泥、蒺藜糊、酒化鹿角胶炼蜜和丸如梧桐子大。每服四钱，空心，饥时各一服，龙眼汤、淡盐汤、寒天好酒任下三四钱。

心肾种子丸

种子者，贵乎肾水充足，尤贵乎心火安宁。乃今之难嗣者，皆责乎肾水之不足，而不咎乎心火之不宁，何也？肾精之妄泄，由乎心火所逼而然，盖心为君火，肾为相火，而相火奉行君火之命令焉。是以无子者，其病虽在于肾，而责本在于心。今定心肾一方，固本保元，生精养血，培复天真，大补虚损，益五脏而除骨蒸，壮元阳

而多子嗣。充血脉，强健筋骸，美颜色，增延龄算，聪明耳目，玄润发须，真王道之奇方，难尽述其功效之妙也。

何首乌_{赤白鲜者各半斤，米泔洗净，用竹刀切片，分四制。用砂锅柳木甑蒸黑芝麻、羊肉、酒、黑豆各蒸一次晒干} 怀生地_{酒洗} 麦门冬_{去心} 天门冬_{忌铁，去心} 怀熟地_{用生者酒洗净，砂仁拌、酒浸，隔汤煮黑烂} 怀山药_{炒褐色} 白茯苓_{人乳拌蒸} 赤茯苓_{牛乳拌蒸} 枸杞子 人参_{去芦} 鹿角胶_{熔化，各四两} 白芍药_{酒炒锁阳酥制} 酸枣仁_炒 五味子 牛膝_{盐酒炒} 牡丹皮 龟板_{去裙，酥制} 当归_{酒洗} 泽泻_{去毛} 黄连_{酒炒金色} 菟丝子_{酒煮} 黄柏_{盐酒蜜拌炒三次，金色，各二两}

上为末，隔汤炼蜜丸，如梧子大。空心淡盐汤下三四钱。按心藏血，肾藏精，精血充实，乃能育子。但心肾之药，最难配合。夫心恶热，肾恶燥，治宜清热润燥。予具此方，寒热不偏，君臣不紊，中和滋补之剂。欲广嗣者，宜修合常服之可也。阳痿无火者，去连、柏，加肉苁蓉、杜仲各二两。

广嗣既济丸

宁心神,养气血,益精髓,壮腰膝,润肌肤,悦颜色,清耳目,乌须发,通和脏腑,延年广嗣,大有神效。

人参八两　天门冬四两　麦门冬四两　柏子仁四两　酸枣仁四两　远志肉四两　菟丝子八两　白茯苓八两　甘枸杞八两　生地黄四两　熟地黄四两　牡丹皮四两　当归四两　五味子二两　沙苑蒺藜八两　山茱萸肉四两　山药四两　石斛二两　牛膝四两　虎胫骨二两　甘菊花二两　石菖蒲一两　杜仲四两　破故纸三两　肉苁蓉二两　鹿角胶八两　玄武胶①八两

上二十味,炮制如法,共为末。研入柏子仁、玄、鹿二胶,用好酒熔化,和炼蜜为丸,如梧桐子大。每早、晚用秋石白滚水送下三钱,好酒下亦可。

---

①　玄武胶:即龟板胶。龟性阴,属水,为北方玄武之神。

补心滋肾丸

此方和平简净，不拘老壮可服，有火者更宜。

麦门冬六两　鳖甲六两,醋炙透　五味子四两　怀生地八两,隔汤炖如法　山茱萸四两　牡丹皮三两　白茯苓三两,拌人乳晒至六两天门冬四两杜仲去皮,切片,酥炙六两　黄檗四两,三制如法　砂仁二两　甘草一两　怀山药四两　柏子仁拣净,八两,酒蒸,另研细如泥　车前子三两菟丝子净末,八两　枸杞子去枯者,八两　远志肉三两　牛膝四两

炼蜜为丸。空心白汤服五钱。

滋阴壮阳丹

此方阴阳两补，种子神验。

熟地用淮生地酒蒸九次,晒九次,四两　石菖蒲五钱　远志甘草水浸去心,一两　淮山药二两　五味子七钱　肉苁蓉酒浸洗去鳞甲白膜,二两　菟丝子酒浸炒,二两　牛膝酒浸,一两　巴戟去心,酒浸　续断酒浸洗　茯苓去皮　益智仁去皮　黄柏盐酒炒　知母酒炒,各一两五钱　破故

纸_{盐酒炒}　枸杞子　山茱萸_{净肉}　杜仲_{去皮,}
_{盐酒炒断丝}　沙蒺藜_{炒,各二两}　人参　虎胫
骨_{酥炙,各一两}

上为末,炼蜜丸桐子大。每服百丸,
空心盐汤下。

固本健阳种子丹

凡人无子,多是精血清冷,或禀赋薄
弱。间有壮盛者,亦是房劳过甚,以致肾
水欠旺,不能直射子宫,故令无子。此方
培养元神,坚固精血,暖肾壮阳,虽老年服
之,必连举子,经验神效。

菟丝子_{酒煮,三两}　白茯神_{去皮木}　山药
_{酒蒸}　牛膝_{去芦,酒洗}　杜仲_{酒洗去皮,酥炙}　当
归身_{酒洗}　肉苁蓉_{酒浸}　五味子_{去梗}　益智
仁_{盐水炒}　嫩鹿茸_{酥炙。以上各二两}　熟苄_{酒蒸}
　山茱萸_{酒蒸,去核,各六两}　川巴戟_{酒浸去心,四}
_两　续断_{酒浸}　远志_制　蛇床子_{炒去壳,各三两}
　人参_{三两}　枸杞子_{六两}

上为末,炼蜜为丸如梧桐子大。每服
百丸,空心盐汤送下,酒亦可,临卧再进一

服。若妇人月候已到，此是种子期也，一日服三次尤效，无火者更宜。

壮阳种子丹

治尺脉微弱，阳痿不举，虚寒无火者宜此。

熟地　枸杞子各两半　牛膝俱酒洗　远志肉甘草汤煮　怀山药炒　山茱萸肉　巴戟去骨，酒蒸　白茯苓　五味子　石菖蒲　楮实子　肉苁蓉酒洗去鳞甲，去心中白膜　杜仲盐酒炒　茴香盐水炒，各一两　冬加肉桂五钱，童便拌晒三次

上为末，炼蜜和枣肉为丸①，空心温酒淡盐汤任下。

补阴种子丸

治尺脉虚浮洪数，精元不固，虚人有火宜此。

黄柏半斤，盐酒蜜炒黑色　知母盐酒炒　熟地黄各三两　白芍药酒炒　牛膝酒洗　陈皮　锁阳酥制　当归酒洗，各二两　虎胫骨酥制一对

① 为丸：原脱，据文义补。

龟板酥制，四两 冬月加干姜五钱炒黑

上为末，酒煮羊肉糊丸。空心盐汤任下。

滋阴种子丸

男子有精亏无子者，非此药不能填补，服至百日，大有奇效。阴虚有火者宜此。

知母二两，去毛皮为末，一两乳汁浸透，一两黄酒盐浸透，晒干　天门冬去心，二两　麦门冬去心，二两　黄柏二两，去粗皮为末。一两黄酒，盐浸透，晒干炒赤色　熟地黄黄酒煮，捣如泥，即和众药二两　桑椹子二两　菟丝子酒煮，晒干，二两　生地黄黄酒洗过，与熟地黄总捣一处，二两　何首乌黑白二色均用，同黑豆煮二次，去皮晒干，二两　枸杞子一两五钱　干山药一两　牛膝去芦，二两　黄精二两，对节生者真，酒蒸熟，与熟地捣为一处　辽五味五钱　白茯苓去皮去红丝，一两　柏子仁水浸一日，连壳水磨成浆，绢袋滤汁去壳，掠取水面浮油，去水，存结底者晒干，一两

以上十六味为细末，炼蜜丸桐子大。每早七八十丸淡盐汤下。

延龄护宝丹

补元气，壮筋骨，固精健阳。老年无子宜服，无火者最宜。

菟丝子_{酒煮捣，焙干为末，三两}　苁蓉_{酒洗去甲膜，三两，再用酒二斤浸半时，取起焙干听用}　韭子_{四两，用枣二两煮熟，去枣，将韭子再用酒浸一宿，焙干用，三两}　木香_{半两}　蛇床子_{三两用枣二两煮熟，去枣用，二两}　白龙骨_{一两，用茅香一两同煮一日，去香，绵裹酒浸一宿}　晚蚕蛾_{全者二两，炙}　鹿茸_{一两，酥炙黄}　桑螵蛸_{一两，炒脆}　莲实_炒　干莲蕊　胡芦巴_{各一两}　乳香_{另研}　丁香_{各半两}　麝香_{一钱，另研}

除乳香、麝香、菟丝子末外，十二味同为末。将前菟丝子末，用前浸药酒二斤，文武火熬至一斤，入荞面二匙搅匀。次下乳香、麝香等，不住手搅，熬如稠糊。放冷和药，如硬再入酒少许，捣千余下，丸桐子大。每服五十丸，空心酒下，单用龙骨只此一方。

宝精丸

专能种子，添精补髓，滋阴壮阳，临炉

坚久，健步明目益年，其功不能尽述。无火者相宜。

白亮鱼胶八两，切作短块，用牡蛎八两炭火锻过，研末同炒，须要炒得熟，不可焦黑，黄色为度；去末不用，将胶听磨 熟地黄四两 山药三两 人参二两，虚甚加一两 沙苑蒺藜八两，酒洗去衣，竹刀切开去白膜 白茯苓四两，去皮切片，人乳拌晒三次 牛膝三两，去蒂与枯者，乳汁拌晒干，如此者五次 鹿胶二两 菟丝子三两，水淘净，酒蒸熟，捣烂晒干 山茱萸肉四两，酒拌烘干 当归二两，去芦尾，取明亮者，酒洗切片晒干，微炒。

以上十三味共为末，炼蜜为丸如梧桐子大。每服三钱，早晚淡盐汤送下。

生精种子奇方

凡梦遗滑泄，真精亏损者，服之神验。有火者相宜。

沙苑蒺藜八两，微焙，四两为末入药，四两为膏入蜜 川续断酒蒸，二两 菟丝子三两，酒煮见丝 山茱萸肉生用 芡实粉生用 莲须各四两，生用 覆盆子生用 甘枸杞子各二两

以上末以蒺藜膏同炼蜜和丸，如梧桐

子大。每服四五钱，空腹淡盐汤下。

补骨脂丸

凡精寒精清，及老年人，阳虚无火者，服之举子神验。有火者忌之。

真合州补骨脂沉实者一斤，以食盐四两入滚汤乘热浸一宿，晒干次用　杜仲去皮，酒炒去丝，四两煎浓汤浸一宿，晒干次用　厚黄柏去皮，蜜炙，四两，煎浓汤浸一宿，晒干后用鱼胶半斤，剪碎炒成珠。

将补骨脂炒香，同鱼胶珠磨细末，将胡桃肉去皮半斤捣如泥，盛以锡盆蒸之。取油和末，量加炼蜜捣和，丸如梧子大。空心用三钱白汤或淡盐汤下，晚间或饥时更一服尤妙。

千金种子丹

此方服之，令人多子。并治虚损梦遗，白浊脱卸。

沙苑蒺藜出同州形如羊肾、如蚕种，而细焙时香如天池茶者真。取末四两，再以重罗罗极细末，四两　莲须四两，极细末。金色者固精，红色者败精　山茱萸极细末四两，须得一斤，用鲜红有肉者佳，去核取肉，制末

妙一斋医学正印种子编

覆盆子南者佳，去蒂取细末，四两　　金樱子去刺核一
斤熬膏，约四两　　鸡头实五百个，去壳，要大小不一者，
取细末，四两

　　上用伏蜜一斤炼，以纸粘去浮沫数
次，无沫，滴水中成珠。先以金樱膏和匀
前药末入炼蜜，石臼内捣千余下，丸如豌
豆大。每服三十丸，空心盐汤下，忌欲事
二十日。此药延年益寿，令人多子，不可
尽述。

金锁思仙丹

　　治男子色欲过多，精气不固，梦遗滑
脱无子。

　　莲花蕊十两，忌地黄、蒜　　石莲子十两，沉水
者佳，去内青心，取粉　　鸡头实十两，晒干捣取粉

　　上以金樱子三斤，取霜后半黄者木臼
中杵却刺，擘为片，去子，水淘净捣烂，入
砂锅水煎不绝火，约水耗半，取出滤过，重
煎如稀饧。入前药末，和丸桐子大。每服
五十丸，空心盐汤下。一月不走泄，候女
人月信住，取车前子一合水煎，空心服之，

一交感即孕，平时忌葵菜、车前子。

按牡蛎、龙骨涩粘肠胃，多服久服，每酿成淤热之症。即当时交合，亦虑施精不全。此方气味虽涩，不粘肠胃，故用以固精。况交感之先，服车前子为利导，自无施精不全之患，立方之妙如此。

妙一斋医学正印种子编

柏鹿种子仙方

凡心肾不交，阳虚精薄者，服之神验。

柏子仁去油者，好酒浸一宿，砂锅上蒸，捣烂如泥

鲜鹿茸火燎去毛，净酥炙透，如带血者，须慢火防其皮破血走也，切片为末等分

和柏子仁泥捣极匀，加炼蜜丸如梧桐子大。每服空心三钱淡盐汤下，服至一月后，敛虚汗，兴阳道，宁神益髓，功难尽述，真仙方也。

巨胜子丸

治右尺命脉虚微欲脱，阳痿不举，老年无火者宜服。

熟地酒蒸，四两　生地酒洗，四两　杜仲盐酒炒，三两　赤白何首乌刮去皮，黑豆蒸，勿犯铁器，

四两　牛膝去皮,同何首乌蒸,三两　天门冬去心,三两　枸杞子四两,研　苁蓉酒洗去甲膜,三两　小茴香盐酒浸炒,一两　巨胜子四两,酒蒸捣　菟丝子酒煮,捣成饼,晒干四两　白茯苓去皮,三两　柏子仁三两,捣　楮实三两,酒蒸　酸枣仁三两,炒　破故纸三两,盐酒炒　巴戟三两,去骨,酒蒸　北五味一两　覆盆子去蒂酒蒸,三两　山药三两　续断酒洗,三两　鸡头子三两　川椒炒去汗,用三两　葫芦巴一两　莲花蕊二两　韭子一两　麦门冬去心,三两

上为末,炼蜜丸桐子大。每服百丸,空心温酒下或淡盐汤下。

原方有天雄、木香,无杜仲、麦门冬、小茴香。

五子衍宗丸

男服此药,添精补髓,疏利肾气。不问下焦虚实寒热,服之自能平秘,旧称古今第一种子方。有人世服此药,子孙蕃衍,遂成村落之说。后人用之殊验。

甘州枸杞子　菟丝子酒蒸,捣成饼,各八两

辽五味子二两　　覆盆子四两,酒洗去目　　车前子酒蒸,二两

上五品,俱择道地精新者,焙晒干,共为细末,炼蜜丸如桐子大。每服空心九十丸,上床时五十丸,白沸汤或盐汤送下,冬月用温酒送下。修合日,春取丙丁巳午,夏取戊巳辰戌丑未;秋取壬癸亥子;冬取甲乙寅卯,忌师尼鳏寡之人,及鸡犬六畜见之。

十子丸

四明沈嘉则无子,七十外服之,连举子。

槐角子和何首乌蒸七次　　覆盆子　　枸杞子去枯者及蒂　　桑椹子　　冬青子四味共蒸,各四两　　菟丝子制去壳,酒蒸　　柏子仁酒浸蒸　　没石子照雪公制　　蛇床子蒸　　北五味子去枯者,打碎蜜蒸,以上各二两

上为末,炼蜜丸如梧桐子大。每服五六十丸,空心淡盐汤下,干点心压之。

加味七子丸

菟丝子_{淘洗,酒蒸}　川牛膝_{去芦,酒蒸}　麦门冬_{去心,酒蒸}　山茱萸_{取肉}　原蚕蛾　五味子_{各一两三钱}　蛇床子_{酒蒸,一两六钱}　车前子_{淘洗,一两七钱}　大甘草_{炙,一两}　沙苑蒺藜子_{马乳浸蒸}　覆盆子_{各二两二钱}　补骨脂子_{二两二钱,淘洗炒}　肉苁蓉_{二两五钱,酒浸去鳞膜}

肾虽属水,不宜太冷,精寒则难成孕,如天地寒凉,则草木必无萌芽也。此方极意斟酌,不寒不热,得中和之理。修合服之,如一阳初动,万物化生,二三月后,必孕成矣。前药俱焙干锉碎为末,炼蜜丸如桐子大,每服三十丸或四十丸,淡盐汤送下,早晚皆服。

聚精丸

黄鱼鳔胶_{白净者一斤,陈年者佳,切碎,用蛤粉炒成珠,以无声为度}　沙苑蒺藜_{八两,马乳浸两宿,隔汤蒸一炷香久,取起焙干}

上为末,炼蜜丸如梧子大。每服八十丸,空心温酒、白汤任下,忌食鱼及牛肉。

一方加当归酒洗晒干,四两

十精丸

精寒阳痿无子者,服此药效。

枸杞子　甘菊花　菟丝子酒煮,捣成饼,各二两　山茱萸去核　天门冬　白茯苓各三两　淮熟地①用生者,酒蒸九次,四两　肉苁蓉酒洗去鳞膜,浸一宿,两半　肉桂　汉椒②去目,各一两

上为细末,红铅③丸桐子大。每服三十丸,空心盐酒下。

青娥丸

治肾虚腰痛,不能成育。

破故纸盐、酒浸炒　川草薢童便浸一宿,炒　杜仲盐、酒炒断丝　牛膝盐、酒炒各四两,共为末　胡桃肉去皮八两,另捣

上共捣入炼蜜为丸。空心酒或木香汤或淡盐汤下三四钱。

董廉宪五十无子,服此一年,联举二

---

① 熟地:原作"生地",据《万氏家抄方》改。

② 汉椒:即蜀椒、川椒。

③ 红铅:疑为铅丹。《万氏家抄方》作"炼蜜为丸"。

子。肾气虚寒者，服原方。腰者肾之府，水火之司，有生之根也。善调之，则根固而枝叶茂；不善调之，则根枯而枝叶萎。治腰必治肾，得生生之原也。故能种子。

肾虚有火者加黄柏二两，盐酒炒黑色知母盐酒炒茶合色，二两

青娥丸加黄柏知母说

肾，坎象也，水火并焉。水衰则阳光独炽而令肾热；火衰则阴翳袭之，而令肾寒；水火俱衰，则土气乘之，而邪实于肾。均令人腰痛无子。是方也，破故纸、杜仲、胡桃，味厚而温。黄柏、知母、牛膝，味厚而寒。温者可使养阳，寒者可使养阴，均之味厚则均之能走下部。若草薢者，苦燥之品，足以利水土邪而平其气也。曰青娥者，涵阳之坎，明其全水火之真也。

仙茅酒

治男子虚损，阳痿不举。

仙茅四两，米泔浸去赤水，晒干　淫羊藿四两，洗净　五加皮四两　龙眼肉百枚，去核

上用无灰好酒十八斤，浸三七日取服，兼服葆真丸殊有奇效。

葆真丸

专治九丑之疾。言茎弱而不振，振而不丰，丰而不循，循而不实，实而不坚，坚而不久，久而无精，精而无子，谓之九丑之疾。此药补十二经络，起阴发阳，能令阳气入胸，安魂定魄。开三焦积聚，消五谷，进食。强阴益精，安五脏，除心中伏热。强筋骨，轻身明目，去冷除风，无所不治。此药平补，多服常服最妙，虽七十岁老人服之，尚能育子。

鹿角胶半斤，锉作豆大，就用鹿角霜拌炒成珠，研细 杜仲去粗皮，切碎，用生姜汁一两，同蜜少许，拌炒断丝，三两 干山药 白茯苓去粗皮，人乳拌晒干，凡五、七次 熟地黄各二两 菟丝子酒蒸捣焙 山茱萸肉各一两五钱 北五味子 川牛膝去芦，酒蒸 益智仁去壳 远志甘草煮去骨 小茴香青盐三钱同炒 川楝子去皮核，取净肉酥炙 川巴戟酒浸去心，已上各一两 破故纸盐酒浸一宿，晒干

胡芦巴同故纸入羊肠内煮,焙干,各一两　柏子仁去壳,另研如泥,半两　川山甲切碎,土焙成珠　沉香各三钱　全蝎去毒,一钱半

上件各制度为极细末。以好嫩肉苁蓉四两,酒洗净,去鳞甲皮垢,开心有黄白膜亦去之,取净二两,好酒煮成膏,同炼蜜和前药末捣千余下,丸如桐子大。每服五十丸,淡秋石汤温酒任下,以干物压之,渐加至百丸。服七日,四肢光泽,唇脸赤色,手足温和,面目滋润。又能消食理脾,轻身和气,语言清亮是其效也。

种子延龄酒

和气血,养腑脏,助劳倦,补虚损,乌须发,清耳目,固齿牙。久服返老还童,延年种子。

生地黄二两　熟地黄二两　天门冬二两　麦门冬二两　当归二两　南芎一两　白芍药一两五钱,炒　人参五钱　白术二两,土炒　白茯苓二两　何首乌同黑豆蒸,干片二两　牛膝二两,盐酒炒　杜仲二两,盐酒炒　枸杞子二两,研碎

巴戟净肉_{酒蒸过，二两}　肉苁蓉_{酒洗去甲膜，二}
_两　远志肉_{一两，甘草汤制过}　石菖蒲_{五钱}　破
故纸_{一两，盐酒炒}　山茱萸_{一两，去核净肉}　石斛
_{一两，盐酒蒸晒}　甘菊花_{一两，去蒂净砂仁五钱，研末}

木香_{五钱，锉末}　虎胫骨_{二两，酥炙}　龟板_二
_{两，酥炙}　陈皮_{一两}　柏子仁_{去壳净肉，一两研}
酸枣仁_{炒，一两研}　小茴香_{盐酒炒，一两}　大枣
肉_{二两}　圆眼肉_{一两}　青盐_{一两}　胡桃肉_一
_两　生姜_{一两}　灯心_{一两}

　　虚人有火，加盐酒炒黄柏、知母各
二两。

　　上锉制如法，将药入坛内，用无灰酒
四十斤煮三炷香取起。坐水缸内，频频换
水，浸三日夜，倾绢袋内滤清。将药渣再
用酒二十斤，如前煮三炷香，取起，坐水缸
浸三日夜，滤干去渣不用。将酒合一处埋
土中三日，去火毒。每早晚或饥时量饮三
五杯，其功不能尽述。

　　清明后，霜降前，药不必煮，止将酒浸
二十一日后取饮。其药渣晒干，焙燥磨为

末，炼蜜为丸，将前酒下药甚妙。此方斟酌和平，无燥烈之味，较之刻载方书者不同，览之者自知其奇，服之自知其效。

补肾健脾益气种子煎方

种子方多矣，古人未立种子煎方，亦从未见有经验好方。兹方乃朱鹤山老年久患腰痛，日服一剂，强健连生子，八十未艾。盖精神气血，皆脾土之所化生。此方得种子生息之元，生精最速，阳事易举，若能节欲，生子更易。真方之王道而神奇者，录以传世。

白茯苓三钱　甘枸杞子一两　怀生地二钱，酒洗　麦门冬二钱，去心　人参二钱　陈皮三钱　白术三钱，土焙

河水二碗，煎八分，空心或饥时任服，渣再煎服，十日之后其效立见。

熏脐延龄种子方

此彭祖接命熏脐法也。凡小儿在胞胎时，四门皆闭，九窍不通，唯有其脐与母气相通，母呼则呼，母吸则吸。迨十月满

足，然后与母分离，前脐落地。犹恐脐窍不闭，有伤婴儿真气，随用艾火熏蒸，外以固其脐蒂，内以葆其元神，使真气不至逗泄，庶襁褓时，无脐风撮口、天吊、惊痫等证。及渐长成人，因七情六欲之牵诱，声色嗜味之感通，元气渐乖，真精渐斫。至中年而血气衰惫，疾病交侵，或艰于子嗣，或夭其天年，皆因丹田气海之受伤，无接养滋培之良法也。回思初生熏脐固蒂之功，可得却病摄生，种子延年之诀。予得此方，传自异人，与见之方书者迥别，非遇知音，未可轻授。

五灵脂二钱　川续断二钱　两头尖二钱　乳香二钱　没药二钱　青盐二钱　麝香一分　红铅一分

上为末听用。

熏蒸法

每年用中秋日，或开除疗病黄道吉日，令人食饱仰卧，用荞麦面汤和，搓成条，圈于脐上，径过寸许，如脐大者，再阔之。以前药末实其中，用槐树皮一块，削去粗皮，止用半分厚，覆圈药之上，如豆大艾壮灸之，但觉脐内微温即好，槐皮觉焦，即换新者。不可令痛，痛则反泄真气。灸至行年为岁数为止，灸之觉饥，再食再灸。或至冷汗如雨，或腹内作声作痛，大便有涎沫等物出为验。只服米汤稠粥，白肉好酒，以助药力。灸时能令百脉和畅，毛窍皆通。上至泥丸，下达涌泉，撤脏腑之停邪，驱三焦之宿疾。男子下元虚损，遗精腰软，阳事不举，中年无子者，其病悉除。女子月信可调、赤白带下、子宫寒冷、久不成胎者，决能成孕。诚回生济世之仙方，广嗣延龄之妙法也。

九品扶阳散

治男子阳痿，每逢不举，不能得子。

黑附子　蛇床子　紫梢花　远志菖蒲　海螵蛸　木鳖子　丁香各二钱　潮脑一钱五分

上为末，用五钱，水三碗煎至一

碗半，温洗阴囊阳茎，日洗二三次，留水温洗更好。此外修之法，载以备用，亦治囊湿。

暖炉丹

治女人子宫寒冷，不能生育。

潮脑入碗升打三次如灰色，三钱　蛇床子五钱　牡蛎一钱　母丁香三钱　良姜一钱　紫梢花一钱

以上六味为细末，津唾为丸樱桃大。每次一丸，用丝绵裹纳子户中，留带在外，坐定片时便觉温热，一日一换。

此丹虽女人所用，然暖鼎温炉，亦熏脐扶阳之类，故特载此。其女科调经、固胎、护产有合刻。

妙一居士仲仁氏识

下卷　女科

小　引

　　按洽妇人证，自扁鹊过邯郸，为妇人带下医语。后张长沙、孙真人、白敏中、李师圣、郭稽中、陈无择、杜莜①诸君子出，各有著述，第诸书或简或烦，散漫无统。至临川陈自明始采摭诸家，辑成方论，是为《大全良方》。纲领节目亦灿然可观。然其论，多采巢氏《病源》，什九归诸风冷，药多破散燥烈，不善用者比比多误。至薛立斋则全以己意芟除，一翻前人之案，唯以调脾胃养气血为主，此诚得医家之王道，为救时之良医。独短其不以去病为事，令后人不免有骤补大补失于次第节

　　①　杜莜：宋代婺州（今浙江金华）人。著有《附益产育宝庆集》一书，已亡佚。

宣之害。若王金沙,则折衷己意,存陈氏之旧,而收薛氏之全。庶纲领节目,于是乎大备,而无遗漏偏驳之憾。然有识力者,固喜其方之备、论之全,可以唯吾斟酌,而识力未逮者,则犹人五都之市,目眩心惊,茫茫无所适从。予于是亦参以己意,详为考订,使寒暄不混、补泻不淆。而其要总归于调脾胃、养气血,以为生生化化之本。若大破大散大寒大热之剂,不得已而用之以去病。俾览者豁然洞晓,盖风气寝薄,非独男子之禀气远不及古人,而女人之不及古人尤甚,酌今正以准古,即令扁鹊诸贤复起,当不以予言为谬。

妙一居士仲仁氏识

经候应时

女子七岁,肾气盛,齿更,发长。二七而天癸至,任脉通,太冲脉盛,月事以时下。天谓天真之气,癸谓壬癸之水,壬为

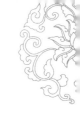

阳水,配丁而化木,癸为阴水,合戊而化火。故曰水火者,阴阳之征兆也。女子阴类,故得癸焉。冲为血海,任主胞胎,二脉流通,经血渐盈,应时而下。天真气降,与之从事,故曰天癸也。常也三旬一见,以象月盈则亏,不失其期,又名月信。

妇人月水不调,由风邪乘虚,客于胞中,而伤冲任之脉,损手太阳、少阴之经。盖冲任之脉,皆起于胞中,为经络之海,与手太阳小肠,手少阴心经为表里,上为乳汁,下为月水。然月水为经络之余,苟能调摄得宜,则经应以时矣。

经行禁忌

妇人若遇经行,最宜谨慎,不宜交合。否则恐成血淋、血崩之症,后难成胎,与产后交合太早者相类。若被惊恐劳役,则血气错乱,经脉不行,多致劳瘵等疾。若逆于头面肢体之间,则肿痛不宁。若怒气伤肝,则头晕胁痛呕血,而瘰疬痈疡。若经血内渗，则窍穴淋沥无已。凡此六淫外侵，而变证百出，犯时微若秋毫，成患重如山岳，可不畏哉。

血者，水谷之精气也，和调五脏，洒陈六腑。在男子则化为精，在妇人上为乳汁，下为血海。故虽心主血、肝藏血，亦皆统摄于脾。补脾和胃，血自生矣。凡经行之际，禁用苦寒辛散之药，饮食亦然。

调经议略 二条

妇人之道，始于求子，求子之法，莫先调经。每见妇人之无子者，其经必或前或后，或多或少，或经前作痛，或经后作痛，或紫或黑，或淡或凝而不调。不调则血气乖争，不能成孕矣。详夫不调之由，趱前为血虚有热，退后为血虚有寒也。其或前或后，及经后作痛者，气血皆虚也。其少而淡者，血虚或兼痰也，多者气虚也。其常时与经前作痛，及凝块不散者，为血积有滞也。紫黑色者，滞而带热也。常时发热，为血虚有积。经行发热，为血虚有热也。治法：血虚者四物，气虚者四物加参芪。热者清之，寒者温之，滞者疏之，滞久而沉病者涤荡之。脉证热者，四物加芩连。脉证寒者，四物加桂附及紫石英之类。直至积去滞行虚回，寒热并退，然后血气和平，方能孕子。若成胎念日后，或一月后寒热者，此精与血气，蕴蒸结胎，此必兼呕恶懊闷，与经未调时不同。

王金沙曰：予每治经不调者，只一味香附末，醋为丸服之，亦自有成验。

仲仁曰：四制香附丸用以调经，此从来旧方，金沙之言是矣。但予用之，有验有不验，何也？妇人多郁，郁则易生诸疾，故服香附丸亦多验者，然每验于寒微儒素之家。至膏粱富贵，安逸饱暖，其郁自少，故用亦多有不验者。且血热血燥之人，亦所忌用。医者又当察脉审证，斟酌治之，不可执一而概施也。

调经祖方

调经养血四物汤

治妇人血分，或寒或热，经事或多或少，或前或后，崩带积块等症，用此加减。

熟地黄补血，如脐痛，非此不能除，乃通肺经之要药，血热生用；川芎治风，泄肝木，如血虚头痛，非此不能除，乃通肝经之要药；白芍药和血理脾，如腹中虚痛，非此不能除。乃通脾经之要药；当归和血，如血刺痛，如刀割，非此不能除，乃通肾经之要药。

上为咀片，水煎服。春加川芎，脉弦、头痛倍之；夏加芍药，脉洪、血泄、腹痛倍之；秋加地黄，脉涩、血虚倍之；冬加当归，脉沉、虚寒倍之。或有单用、半用及用三味者，则又当审证而活投之可也。此调经祖方。

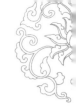

调 经 主 方

妇人者,众阴之所集,全以血旺气和为主。盖血随气行,因气先不调,然后血脉不顺,变生诸病。治妇人养血,须以理气为本,此调经之妙诀也。

当归酒洗,一钱　川芎八分　白芍酒炒,一钱　熟地黄姜汁略焙,一钱　香附童便酒醋盐水浸炒,二钱　乌药一钱　砂仁八分　牡丹皮酒洗,八分　甘草炙,一钱

上锉一剂,姜枣煎服,或丸或散皆可。寒加吴茱萸,热加条芩,有痰加橘、半,有火加芩、连,脾气虚弱加参、术,肝气恼怒加柴胡、青皮。加减随证斟酌可也。

经 行 先 期 二方

经水先期而来者,血虚有热,治宜补血清热。

当归二钱,酒洗　生地黄二钱,酒洗　白芍二钱,酒炒　黄柏一钱,蜜炙　知母一钱　条芩八

分　黄连八分　川芎八分　阿胶八分　艾叶
七分,醋炒　香附七分,醋炒　甘草七分,炙

　　水二钟煎八分，食前或空心温服，此
原方也①。血热忌归芎，宜少用，艾亦宜少
用。脾经血热，加牡丹皮、山栀。肝经怒
火，加柴胡、青皮。瘦人有火倍芩、连。肥
人有痰，加橘红、半夏，倍黄连。气盛人倍
香附，加乌药。气虚不能摄血者，加参术。
即原方十二味，亦不可拘执概投，还宜审
证加减。客有议古方不宜加减者，此误人
之说也，如古方四物等分，能无审证加
减否。

先期丸方

　　治妇人经行先期。血热忌用芎归，此
方神效。

　　枇杷叶一斤,蜜炙　白芍药半斤,酒浸切片,
半生半炒　怀生地黄六两,酒洗　怀熟地黄四两
青蒿子五两,童便浸　五味子四两,蜜蒸　生

---

①　此原方也：本方为《证治准绳·女科》"先
期汤"。

甘草去皮，一两　山茱萸肉四两　黄柏四两，去皮切片蜜拌炒　川续断酒洗炒，四两　阿胶五两，蛤粉炒　杜仲去皮三两，酥炙

　　上为细末，怀山药粉四两打糊，同炼蜜和丸，如梧子大。每五钱。空心淡醋汤吞，饥时更进一服，忌白萝卜。此方无大寒克削之味，可谓得中和之正。

经行先期腰腹痛 三方

　　经行先期、腰腹痛、发热，此系血热有瘀，须以小腹满痛验之。如小腹不满痛，仍是淤热，治宜清解，不宜专攻。

　　生地黄一钱五分，酒洗　白芍药一钱，酒洗　青蒿子一钱　杜仲一钱，姜汁炒　川续断一钱，酒洗　条芩一钱，酒炒　黄柏八分，蜜炒　香附一钱，醋水浸炒　鳖甲一钱五分，醋炙　黄连八分，姜汁炒　甘草三分　银柴胡一钱

　　水煎，空心服。如腹满痛，加当归一钱，去黄连。

先期腰腹痛丸方

杜仲三两,酥炙　阿胶四两,蛤粉炒　麦门
冬四两,去心　生地黄六两,酒洗　白芍八两,生用
四两,酒炒四两　北五味子三两　青蒿子三两
山茱萸肉三两　银柴胡一两　枳壳三两,江西
陈者良,半生半炒　艾叶二两,用浸香附醋打糊饼晒干
鳖甲四两,酥炙　枇杷叶去毛蜜炙,十两

上为末,醋煮山药粉糊为丸,如梧子
大。每服三钱,空心淡醋汤下。

方金匮土瓜根散

土瓜根　芍药桂枝　䗪虫各七钱五分

上为末,酒服方寸匕,日三服。按此
方,乃破坚下血之剂,而见之经行一月再
见者,且未辨明小腹满痛不满痛之别。古
方未尝不是,后人用之多误,特辨之,所谓
方不可执也。

经 行 后 期

经行后期,此系血虚有寒,宜养血
温补。

怀熟地_{一钱五分}　当归身_{一钱二分}　白
芍药_{一钱}　川芎_{六分}　白术_{土炒,一钱}　香附
_{制,一钱}　小茴香_{五分}

水煎,空心服。

经行后期太甚

经行后期太甚,此系气虚有热,宜调
经益气清热之剂。

怀生地_{一钱五分}　白芍药_{炒,一钱}　当归
_{一钱二分}　川芎_{五分}　白术_{土炒,一钱}　白茯苓
_{去皮,一钱}　益母草_{一钱}　山药_{一钱五分}

水煎,空心服。

经行后期作痛

经行后期不来作痛者,血虚有寒气滞
也。治宜温经养血行气。

当归_{一钱五分}　川芎_{一钱}　白芍_{一钱,酒炒}
熟地黄_{一钱}　桃仁_{十个,去皮尖研}　红花_{五分}
香附_{一钱五分}　肉桂_{五分}　蓬术_{七分}　苏
木_{八分}　木通_{八分}　甘草_{五分}

上锉一剂,水煎,空心温服。

经水不行腹胁有块

经水月久不行,腹胁有块作痛者,是血结癥瘕也。治宜调经止痛活血。

当归　川芎　砂仁　木香　小茴
乳香　枳实麸炒　厚朴姜炒　桃仁　红花
　牡丹皮　肉桂　香附　玄胡索　牛膝
去芦

上锉一剂,水煎,温服。

经行后期紫黑成块

经水后期而来,紫黑成块,或如黑豆汁者,火盛血热而兼水化也。治当清热和血兼理气。

当归一钱　白芍一钱　川芎一钱　生地黄一钱　桃仁一钱,去皮尖研　红花七分　牡丹皮一钱　黄芩一钱　黄连一钱　甘草三分
香附七分

如兼气怒,加乌药一钱,青皮七分。

上锉一剂,水煎服。

经水久不行发肿

经水久不行发肿者,是瘀血渗入脾经也,治宜活血健脾行气。

当归　川芎　白芍　桃仁去皮　红花
牡丹皮　干姜　肉桂　厚朴　枳壳面炒
木香　香附　牛膝去芦　玄胡索

上锉一剂,水煎服。

经水后期色淡人怯弱

经水后期而来,色淡,人怯弱者,气血俱虚也。治宜双补气血。

八珍汤见前

经水后期色淡人肥盛

经水后期而来,色淡,人肥盛者,血虚多痰也。治宜养血化痰。

当归　川芎　白芍　生地黄　陈皮

半夏姜炒　白茯苓去皮　甘草各等分

上锉一剂，生姜三片，水煎服。

经水过多 三方

　　经水过多者为虚热，为气虚不能摄血，阳胜阴则经水过多。治宜抑阳助阴，调理经脉。

　　四物汤加白术、黄芩各等分，一方加炒蒲黄、柏叶、伏龙肝。

　　水二钟，煎八分，空心服。

又方①

　　此方滋阴凉血兼清气。

　　黄芩炒,二两　　白芍炒,二两　　龟板炙,四两

椿根皮一两半　　黄柏三两　　香附童便制,一两半

　　上为末。空心白滚汤调服，每次三钱。或用酒糊为丸，白汤下亦可。

---

　　①　又方：本方为《医方类聚》引《新效方》，方名"固经丸"。

又方

此方专治禀受气弱，不能摄血。

白术一钱半　黄芪生用，一钱　陈皮一钱

人参五分，虚甚一钱　甘草炙，三分

水一钟半，煎七分。空心服神效。

经 水 短 少 四方

经水短少，为虚为涩，阴胜阳则经水短少。虚则补之，涩则濡之。治宜调和荣卫。

四物汤加葵花各一两、一方又加红花五钱。

上为末，空心白滚汤加酒半小杯调服。或酒糊丸，酒下亦可。每服三钱。

又方名七沸汤

此方补血兼行血理气。

当归　川芎　白芍　蓬术　熟地

川姜　木香各等分

上二条俱系原方，用不宜执。

又方

治经水少而色淡。

四物汤加熟地、当归各等分，又加红花三分更妙。

予治此症斟酌方。

八珍汤倍当归酒洗。加柏子仁、红花神效。

经水不止成血崩 二方

经水过多，久不止者，成血崩也。治宜凉血补血。

当归身　川芎　白芍酒炒　生地黄白术　条芩　阿胶炒　白茯苓去皮　山栀炒　地榆　荆芥炒黑　香附醋炒　甘草　气虚加参芪

上锉水煎，空心服。久不止者，加捣茅根汁磨墨同服。

予治血崩症，曾用：

生地五钱　人参五钱　真阿胶一两

服下立愈。

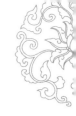

经水不止发肿满

经水去多，久不止发肿满者，是脾经血虚也。治宜补血健脾，利小水。

当归　川芎　白芍_{酒炒}　熟地黄　茯苓　白术　砂仁　大腹皮　木香　陈皮厚朴_{姜汁炒}　苏子　猪苓　木通　香附玄胡索　牛膝_{去芦}　甘草

上锉一剂，水煎，温服。

错 经 妄 行

错经妄行于口鼻者，是火载血上，气之乱也。治宜滋阴降火，顺气调经。此脉必芤涩，久而不治，乃成虚怯。

当归　川芎　白芍　生地黄　黄芩山栀　牡丹皮　犀角　阿胶_炒　白茯苓_{去皮}　麦门冬_{去心}　陈皮_{各等分}

上锉一剂，水煎温服。

予治此症，用四物倍生地，加真苏子、阿胶，立愈。

经水将来作痛

经水将来作痛者,血实气滞也。腹中阵阵作痛,乍作乍止,气血俱实。治宜行经顺气,不宜补。

当归一钱五分　川芎一钱　白芍一钱　生地黄一钱　黄连八分,姜汁炒　香附一钱　桃仁八分,去皮尖研　红花减半　玄胡索一钱,酒炒　牡丹皮八分　莪术八分

上锉一剂,水煎,空心温服。如发热,加柴胡、黄芩。

经行着气心腹痛

经行着气,心腹腰胁疼痛者,乃气郁血瘀也。治宜顺气消瘀,亦不宜补。

当归一钱五分　川芎一钱　白芍一钱,酒炒　生地黄一钱　桃仁一钱,去皮尖研　红花七分　玄胡索一钱　莪术八分　青皮七分　香附一钱　木香五分,磨

上锉一剂,水煎温服,去莪术亦可。

经水行后作痛

经水行后作痛者,气血虚也。治宜调养气血。

当归　川芎　白芍酒炒　熟地黄　人参　白术去芦,各等分　干姜炒　甘草各减半

上锉一剂,姜枣煎服。

经行身痛麻痹寒热头疼

经行身痛麻痹,寒热头疼者,乃触经感冒也。

加减五积散

治妇人遇经行时,身骨疼痛,手足麻痹,或生寒热,头疼目眩,此乃触经感冒。

白芷　当归　川芎　陈皮　厚朴姜汁炒　苍术米泔制　白芍炒　枳壳麸炒　桔梗去芦　半夏姜制,各一钱　干姜　官桂各五分　麻黄八分　甘草三分

依本方去干姜,加羌活、独活、牛膝,姜葱煎服。

经水三月一来 三方

经水三月一来者,气血俱虚,谓之居经。右脉浮大,左脉微弱。此症时发洒淅,咽燥汗出、唾涎漏泄。年少得此为亡血,若母乳子者不妨。治宜调经养血,治宜补。

当归一钱　川芎一钱　白芍一钱,炒　黄芩一钱　白术一钱五分　山黄肉一钱五分

水煎服,或为末,酒调服。如冷,去黄芩,加肉桂五分。

又方
八珍汤(见前)

丸方
六味地黄丸(见前)

妇人肥盛不能孕育 二方

妇人肥盛不能孕育者,以身中有脂膜,闭塞子宫也,肥人多痰无子,治药宜燥。

加味二陈汤

此方虽燥不烈，斟酌中和，效甚。

当归一两,酒洗　茯苓二两　川芎七钱五分

白芍药　白术　半夏汤洗　香附米　陈皮各一两　甘草五钱

作十帖，每帖姜三片，水煎服

丸方

斟酌中和，效甚。

白术二两　半夏曲　川芎　香附米 香附米各一两　神曲炒　茯苓各半两　橘红四钱　甘草二钱

以上并为末，粥丸。每服八十丸。如热多者，加黄连、枳实各一两。或用前煎药，吞此丸亦可。

桂附秦艽丸太燥烈，忌服。

妇人瘦弱不能孕育 二方

妇人瘦弱不能孕育者，以子宫无血，精气不聚故也。瘦人无血摄精，治药宜润。

加味四物汤

养血顺气，清肺和肝，滋润之剂。效甚。

当归酒洗　川芎　芍药　熟地　香附醋炒　黄芩酒炒　柴胡各等分

水煎服。

大五补丸

清和之剂，养血摄精，效甚。

天门冬去心　麦门冬去心　石菖蒲　白茯苓　人参去芦　益智去皮　枸杞子　地骨皮鲜者佳　远志肉甘草汤泡去骨　熟地黄各等分

上为细末，炼蜜丸如桐子大。空心酒下五十丸。

肥人痰多

肥人痰多，躯脂满溢，闭塞子宫，治宜消痰养血顺气。

四物加

白术　茯苓　陈皮　枳实　半夏

砂仁　香附　甘草　姜三片,水煎,入竹
沥服。

　　或用前药为末,以竹沥加姜汁为
丸,妙。

瘦人火多

　　瘦人火多,子宫干燥无血。治宜清热
补血。

四物加

　　人参　茯苓　黄芩　山栀　香附
生地　甘草　陈皮

　　水煎服,或用前药为末,以炼蜜为丸
服,妙。

妇人全不产育大荡胞汤

　　妇人立身以来全不产育,及断绝久不
产者宜服。

大荡胞汤

　　朴硝　牡丹皮　当归　大黄蒸一饭久
桃仁去皮尖,各三两　细辛　厚朴姜汁炙

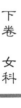

桔梗　赤芍药　人参　茯苓　桂心　甘
草　牛膝去苗　陈橘皮已上各二两　附子炮,
一两半　虻虫去翅足,炒焦　水蛭炒枯,各十枚

上件以清酒五升六合,煮取三升,分
四服,日三夜一。每相去三辰,少时更服。
如常覆被少时取汗。汗不出,冬月着火
笼。必下积血及冷赤脓,如赤小豆汁。本
为妇人子宫内有此恶物,致生诸病,令不
受胎。若斟酌下尽,最为妙法。但恐气弱
体困,不堪更服,亦可二三服即止。如大
闷不堪,可食酢饮冷浆一口,即止,然去恶
物不尽,则不大得药力。一日后,仍着坐
导药。

坐　导　药

治全不产及断绪,服前荡胞汤恶物不
尽,用此方。

皂角去皮子　吴茱萸　当归各二两　细
辛去苗　五味子　干姜炮,各一两　黄葵花
白矾枯　戎盐　蜀椒各半两

上为细末，以绢袋大如指，长三寸余，盛药令满，缚定，纳妇人阴中，坐卧任意，勿行走，小便时去之，再纳。一日一度易新者，必下清黄冷汁，汁尽止。若未见病出，可日日用之。本为子宫有冷恶物，故令无子，值天阴冷，则发疼痛。须候病出尽方已，不可中辍，每日早晚，用萸菜煎汤熏之。

调经种玉汤

调经种子，百发百中

当归酒洗　川芎各四钱　熟地黄六钱香附炒,六钱　白芍酒炒,三钱　白茯苓去皮,三钱　陈皮三钱　吴茱萸炒,四钱　牡丹皮　玄胡索各三钱

若过期而经水色淡者，乃血虚有寒也。加官桂,炒干姜、熟艾各二钱。

若先期三五日色紫者，加条芩三钱。

上锉作四剂。每一剂用生姜三片，水一碗半，煎至一碗，空心温服，渣再煎，临

卧服。待经至之日服起，一日一服，药尽经止，则当交媾，即成孕矣。纵未成孕，经当对期，俟经来再服四剂，必孕无疑矣。

大补经汤

治妇人气血虚弱，血海寒冷，经水不调。或时心腹疼痛、或下白带如鱼脑髓、或似米泔。不分信期，每月淋沥不止。面色萎黄，四肢无力，头目眩晕，肌体羸瘦。

当归　白芍_{酒炒}　香附各六分　川芎
熟地各五分　白术_{去芦}　白茯苓　黄芪　陈皮　玄胡索_{各四分}　人参　砂仁　阿胶_炒　沉香_{另研}　小茴_{酒洗}　吴茱萸_炒　肉桂　粉草_{炙，各三分}

上锉一剂，姜枣煎服。

经验调经汤

治妇人经水，或前或后、或多或少。

当归　熟地黄　香附各一钱二分　白芍_{酒炒}　大腹皮　紫荆皮　肉苁蓉各一钱　川

芎　条芩各七分　粉草五分

上锉一剂,生姜三片,枣一枚,水煎,待经至之日服起,一日一剂,服至四剂而止,经即对。

加味地黄丸

妇人经事不调,即非受孕光景,纵使受之,亦不全美。宜服加味地黄丸,最为稳当。

熟地黄四两　山茱萸肉　山药各二两牡丹皮　白茯苓各一两五钱　泽泻　香附米童便浸三次炒,各一两　蕲艾叶去筋醋煮,五钱

上为末,炼蜜丸如梧子大。每服七十丸,白沸汤送下。

经验调经种子丸

香附半斤,醋、酒、童便、盐水各浸两三日　当归酒洗　川芎　白芍药酒炒　麦门冬　川续断酒洗　条芩酒炒　牡丹皮　白茯苓　杜仲盐水炒断丝　白术　陈壁土炒　牛膝酒洗　人

参去芦　阿胶蛤粉炒,各二两　小茴香炒,一两
艾叶醋煮捣烂作饼,新瓦烙于,研末,一两　怀熟地四
两　黑豆炒去壳,四十九粒

有痰加广橘红一两

上为末,醋糊丸,梧桐子大。空心白
汤送下五十丸。

种子济阴丸

常服顺气养血,调经脉,益子宫,疗腹
痛,除带下。种子屡验。

香附末四两四制,一两醋、一两酒、一两米泔、一两
童便,各浸三日,焙干为末　益母草二两　当归酒
洗,一两半　川芎一两　白芍盐酒炒,一两三钱
熟地黄二两,姜汁炒　陈皮去白,一两　半夏姜汁
浸,香油炒,一两　白茯苓去皮,一两　白术去芦,土
炒,一两半　阿胶蛤粉炒成珠,二两　艾叶醋煮,一钱

条芩酒炒,一两　麦门冬去心,一两　牡丹皮
酒洗,一两　川续断酒洗,一两　小茴香盐醋炒,五
钱　玄胡索四钱　没药五钱　吴茱萸泡炒,五
钱　炙甘草二钱

上为末，酒糊为丸如梧桐子大。每服百丸，空心米汤下。

艾附暖宫丸

治妇人经水不调，小腹时痛，赤白带下，子宫虚寒。

南香附米一斤，四两醋浸、四两米泔浸、四两童便浸、四两酒浸，各浸一宿焙干　北艾叶焙干，捣烂去筋，醋浸炒，四两　当归　川芎　白芍酒炒　熟地黄姜汁炒，各一两　玄胡索子炒，二两　甘草生用八钱

上为细末，醋糊为丸，如梧桐子大。每服七八十九，空心米汤送下。

调经八物丸

养血调经如期，除赤白带，久服立孕。

当归酒洗，二两　南芎盐汤浸切，一两　白芍酒炒，一两五钱　熟地黄酒洗，二两　白茯苓去皮，一两　白术米泔浸焙，二两　橘皮盐汤洗晒，一两　条芩酒洗，一两　牡丹皮一两　玄胡索酒炒，

虚人加人参一两

上为末,炼蜜丸如桐子大。每服八九十丸,空心淡盐汤下,寒月酒下。

螽斯胜宝丸

治妇人经水不调,脐腹冷痛,赤白带下,一切虚寒之疾。久无子服之即孕,屡用屡验,虚寒者更宜。

黄芪蜜炙　人参去芦　白术去芦　白茯苓去皮　当归酒洗　川芎　白芍酒炒　肉桂　大附子面裹,慢火煨去皮脐　干姜　胡椒　小茴香盐酒炒　破故纸酒炒　艾叶醋炒　乌药炒,以上各三两　吴茱萸三两,盐水炒　香附六两,醋炒　苍术四两,米泔浸炒　甘草炙,一两

上锉作片。用白毛乌骨鸡一只,或一斤半,或二斤者,吊死。水泡去毛,肠屎,并头、脚。翼尖不用。将鸡放砂锅里,将前药并盖上,入好酒煮烂为度。取去骨,同药在锅焙干为末,将煮鸡酒汁,打稀米

糊为丸如梧桐子大。每服五十丸,空心好酒吞下。

苁蓉菟丝子丸

肉苁蓉一两三钱　覆盆子　蛇床子　川芎　当归　菟丝子各一两二钱　白芍药一两　牡蛎盐泥固封煅　乌贼鱼骨各八钱　五味子　防风各①六钱　条芩五钱　艾叶三钱

此方不寒不热,助阴生子。前药俱焙干为末,炼蜜丸如桐子大。每服三四十丸,淡盐汤下,早晚皆可服。

加味香附丸

男服聚精丸,女服此丸得孕,验过多矣。

香附一斤,四两老酒浸两宿炒,捣碎再焙干磨为末,四两米醋浸同上,四两童便浸同上,四两用山栀四两煎浓汁,去渣入香附浸同上　泽兰净叶六两,酒浸　海螵蛸六两,捣稍碎,炒　当归四两,酒洗　川芎三两

---

① 各:原缺:据《济阳纲目》补。

白芍药_{四两,酒炒}　怀熟地_{八两,捣膏入药}

各为末,用浮小麦粉,酒、醋水打糊为丸,如绿豆大。

每日早、晚服两次。忌食菜菔及牛肉生冷。

女 金 丹

当归_{酒洗}　川芎　白芍_{酒炒}　人参_{去芦}
白术_{去芦}　白茯苓_{去皮}　桂心　藁本
白薇　白芷　牡丹皮　赤石脂　玄胡索
没药_{另研}　甘草　各等分

除石脂、没药另研,其余皆以醇酒浸三日烘干,晒亦可,为末,足秤十五两。外用香附米,去皮毛,以水醋浸三日,略炒为末,足秤十五两。上共十六味,和合重罗筛过,炼蜜为丸,如弹子大,瓷器收封。每取七丸,空心鸡未鸣时服一丸,先以薄荷汤或茶,灌漱咽喉后细嚼,以温酒或白汤送下,咸物干果压之,服至四十九丸为一剂,以癸水调平,受孕为度。孕中三日一丸，产后二日一丸。一方去没药，加沉香。治妇人久虚无子，及胎前产后一切病患，血崩带下，腹中结痛，吐逆心痛，诸虚不足并治。一方去桂，用熟地黄，丸如梧桐子大。每服五十丸，空心温酒或白汤送下。名玉钥启荣丸。效。

百子建中丸

女人服此药，调经养血理气，月事参差，有余不足诸症，悉皆治之，立孕。又能安胎，胎前产后，俱可服。

真阿胶二两,蛤粉炒成珠　蕲艾叶二两,去筋梗,醋煮　香附米十两,杵去皮毛,醋浸炒干　当归二两,酒洗　南川芎二两　白芍药二两,酒洗　熟地黄姜汁浸焙,二两

上为细末，炼蜜为丸，如梧桐子大。每服八十丸，空心白沸汤点醋少许下。内寒者温酒下。

加味益母丸

即济阴返魂丹加四物木香

益母草八两　川芎二两　白芍二两　当
归二两　熟地二两　广木香二两

上为末,炼蜜丸桐子大。每服五十
丸,好酒或童便下。

加味四制香附丸

调经养血,顺气健脾,信服有孕。

香附米一斤,作四分,一分酒浸,一分盐汤浸,一分
童便浸,一分醋浸。各三日,滤干炒　当归酒浸　川
芎　熟地姜汁炒　白芍酒浸炒,各三两　白术
陈皮　泽兰叶各二两　黄柏酒炒　甘草各
一两

上为末,酒糊丸。每服七十丸,空心
白汤下。

壬 子 丸

依方修合此药,服之不过半月,有孕。

吴茱萸　白芨　白蔹　白茯苓各一两

牛膝　细辛各五钱　菖蒲　白附子　当
归各少许　厚朴　桂心　人参各四两　乳香
没药各四两

上为末,炼蜜丸桐子大。每服十九有
效。若男子服补益;若孕妇服,即生双胎。
空心好酒下,用壬子日修合,勿令鸡犬妇
人见。

神效墨附丸

治妇人久无子,经事不调,及数堕
胎者。

香附子一斤,要北方香附米,去毛作四分,四制如
前法　艾绵四两,须要洁净无细梗及艾尘者,用醋二大
碗,同香附子一处煮干,石臼内杵,以烂为度,捻作钱样厚大
饼,以新瓦炭火焙干,捣为末白茯苓去皮净　当归去芦,
净酒浸一宿　人参去芦　川芎大实者　去土炒

熟地酒浸去土，又以酒浸一宿，饭上蒸过　上等徽墨
火煅醋淬，各一两　木香五钱，广南者佳

上为末，醋糊丸桐子大。每服五十
丸，空心好酒下。

加味养荣丸

服之有孕，且无小产之患。

当归酒浸　熟地酒浸　白术各三两　芍
药煨　川芎　黄芩　香附炒，各一两五钱　茯
苓　麦门冬去心　贝母　陈皮去白，各一两
甘草炙，五钱　阿胶炒，七钱　黑豆大者炒，去皮，
四十九粒

上为末，炼蜜丸桐子大。每服七八十
丸，空心盐汤温酒任下，忌食诸血。

调 经 丸

验过。

香附半斤，童便、酒、醋各浸一分，生一分，俱酒炒
川杜仲姜汁炒，半斤　大川芎　白芍药
当归去尾　怀生地　广陈皮　小茴香酒炒

延胡索略炒　肉苁蓉酒浸　旧青皮麸炒　乌药炒　枯黄芩酒炒　乌贼鱼骨酥制，以上各四两

上十四味，足秤真正好料。醋和面打糊为丸如梧桐子大。每服百丸，空心好酒送下。气虚去陈皮、地黄，加人参、黄芪各二两。

正　元　丹

调经种子。

香附一斤，同艾三两，先以醋同浸一宿，然后分开制之，酒、盐、酥、童便各制四两　阿胶蛤粉炒，二两　枳壳四两，半生用，半麸炒　怀生地酒洗　熟地酒浸　当归身酒洗　川芎炒，各四两　白芍药八两，半生，半酒炒　加白茯苓、琥珀治带下。

上为末，醋糊丸如桐子大。空心，盐汤吞五六十丸。

治血虚腰痛白带不能生育

当归一两，酒洗　川芎一两五钱　白芍酒

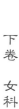

浸炒　怀熟地酒蒸　白术炒,各二两　人参

茯苓　陈皮　贝母　川续断酒洗　破故纸

炒　阿胶　鹿角胶　杜仲姜汁炒去丝,各一两

香附醋炒,二两　甘草六钱,炙

上为末,炼蜜丸桐子大。每服八十丸,空心白汤下。

人参养血丸

治女人禀受素弱,血气虚损。常服补冲任,调月经,暖下元,生血气,令人有子。

乌梅三两　熟地五两　当归去芦　人参

赤芍　川芎　蒲黄炒,各二两

上为末,蜜丸桐子大。每服八十丸,温酒米饮任下。

琥珀调经丸

治妇人无子,能令经正。

香附子一斤,半斤童便浸,半斤好醋浸,各七日。以好艾择去皮梗,净者四两,加入香附搅于为度,晒干为末,另加后药　当归酒洗　川芎　熟地酒蒸,另捣

生地酒洗,另捣　　芍药煨,各二两　　琥珀一两,另研

上为末,共一处再捣极细,醋糊丸如桐子大。每服百丸,空心艾醋汤下。

如 圣 丹

治妇人赤白带下,月经不来,不能成孕。

白矾蛇床子等分为末

醋糊丸,胭脂为衣。薄绵裹,留绵带二尺许,打一大结,长留在后。只以绵裹药丸,深入玉户中,定坐半日,热极再换。大抵月水不通,赤白带下,多因子宫不洁,服药难效,此药易瘥。亦且效速,不伤脏腑,能生子嗣。

雏 凤 丸

服之即孕。

用头窝乌骨鸡,雌雄各一只,置放一处,不可与群鸡相混。修生卵时,初生头卵记放。待生卵数足,将初生卵顶巅上开

一窍,用辰砂三钱,当归、芍药、川芎、熟地各二钱,细末。将卵黄倾出,和药末,仍入壳内,以厚纸封之,众卵内覆之。待群鸡生,将药卵出壳,密丸。空心好酒服三四十九,极效。

紫石英丸

治妇人病,多是月经乍多乍少,或前或后,时发疼痛。医者一类呼为经病,不曾说是阴胜阳,是阳胜阴,所以投药少效。盖阴气乘阳则胞寒,气冷血不运行,《经》所谓天寒地冻,水凝成冰,故令乍少而在月后,若阳气乘阴,则血流散溢,《经》所谓天暑地热,经水沸溢,故令乍多而在月前。当别其阴阳,调其血气,使不相乘,以平为期,宜服此丸。

紫石英细研水飞　川乌炮　杜仲炒去丝
禹余粮煅,醋淬远志去心　泽泻　桑寄生　桂心　龙骨别研　当归　人参　肉苁蓉酒浸　石斛　干姜炮　五味子　甘草炙,

各一两　牡蛎煅　川椒去目并合口者不用,炒出汗,
各半两

　　上为细末,炼蜜和丸如梧桐子大。每
服二十丸,食前用米饮汤下。

鳖　甲　丸

　　治妇人月经不调,肌肉黄悴,胁下积
气结痛,时发刺痛,渐成劳状。

　　鳖甲去裙,醋炙　桂心　三棱醋煮炒　牡
丹皮　牛膝去苗　琥珀　诃子取肉　桃仁去
皮、尖、双仁者,麸炒　土瓜根　大黄煨,以上各等分

　　上为细末,炼蜜为丸如梧桐子大。每
服十五丸,食前用桃仁汤送下。

　　紫石英、鳖甲二方,存之斟酌以去病。
如暖宫用硫黄等剂,概不录也。

成 胎 总 括

　　妇人妊娠,一月名始胚,足厥阴脉养
之;二月名始膏,足少阳脉养之,三月名始
胎,手少阴脉养之:四月始受水精,以行血

脉,手少阳脉养之;五月始受火精,以成其气,足太阴脉养之,六月始受金精,以成其筋,足阳明脉养之;七月始受木精,以成其骨,手太阴脉养之;八月始受土精,以成肤革,手阳明脉养之;九月始受石精,以成毛发,足少阴脉养之,十月脏腑关节、人神俱备,此其大略也。若求其细,则受胎在腹,七日一变,辗转相成,各有生相,大集经备矣。今妇人堕胎,在三月五月七月者多;在二四六月者少。脏阴而腑阳,三月属心、五月属脾、七月属肺,皆在五脏之脉,阴常易亏,故多堕耳。如昔曾三月堕胎,则心脉受伤,须先调心,不然至三月复堕。昔曾五月堕胎,则脾脉受伤,后至五月复堕,宜先治脾。唯有一月之内堕胎,则人皆不知有胎,但知不受妊,不知其受而堕也。一月属肝,怒则堕。多洗下体,则窍开亦堕。一次既堕,则肝脉受伤,他次亦堕。今之无子者,大半是一月堕胎,非尽不受妊也。故凡初交之后,最宜将息,勿复交接，以扰其子宫。勿令怒、勿令劳、勿令举重，勿令洗浴，而又多服养肝平气药，胎可固矣。

胎成禁忌 二条

胎既成矣，则阴阳之精，浑融一气，脉清血蕊，嫩而未老，动之易克而易化。第恐风邪感人，伤损胎元。切记勿复连交、挟持重物、登高临险、深怒大笑。是何也？盖以腹婴之结，一月如露珠；二月如花蕊；三月胎始凝；四月男女分。唯当静以养之，故曰静而有常者，寿也。且如连交一次，则胎息反被动摇，感受风邪，入于子宫。譬如果木开花，若遇风寒雾露，花定不能结果。纵有结成，必定虫生风落。结胎后，若犯禁忌，亦不能成子。纵有成者，亦不能结实完真，非小产，则脐风，非虫生风落而何。至若将产连交，则胎受毒秽，产后满头生疮，此其验也。而痘疹之热毒，更为可虑，戒之慎之。

治胎产之病，从厥阴经论之，无犯胃气及上三焦，谓之三禁：不可汗、不可下、不可利小便。发汗者，同伤寒下早之证；利大便，则脉数而已动于脾；利小便则内亡津液，胃中枯燥。制药之法，能不犯三禁，则荣卫自和，寒热止矣。如发渴则白虎，气弱则黄芪，血刺痛而和以当归，腹中疼而加之芍药，大抵产病天行，从增损柴胡，杂证从增损四物。宜详察脉证而用之，胎前病，唯当安胎顺气。若外感四气，内伤七情，以成他病，治法与男子无异，当于女科全编求之。但胎前治他证者，动胎之剂，切须详审。

妊 娠 服 禁 二条

蚖斑水蛭及虻虫，乌头附子配天雄。葛根水银并巴豆，牛膝薏苡与蜈蚣，三棱代赭芫花麝，大戟蛇蜕黄雌雄。牙硝芒硝牡丹桂，槐花牵牛皂角同。半夏南星与通草，瞿麦干姜桃仁通。硇砂干漆蟹甲爪，地胆茅根都不中。

妊娠禁忌,前歌所列,药品未尽,特为拈附:

乌喙　侧子　藜芦　薇衔　厚朴
槐实　揽根　蔄茹　茜根　赤箭　茵草
鬼箭　红花　苏木　麦芽　葵子　常
山　锡粉　硇砂　砒石　硫黄　石蚕
芫青　班蝥　衣鱼　晰蜴　飞生　鳡虫
樗鸡　猬皮　牛黄　兔肉　犬肉　马
肉　驴肉　羊肝　鲤鱼　虾蟆　羊踯躅
鳅　鳝　龟　鳖　生姜　小蒜　雀肉
马刀

胎　脉

《素向》云:妇人足少阴脉动甚者。
任子也。谓太溪脉也。动脉者,如豆厥厥动摇也。动
甚,谓动摇太甚也。阴搏阳别,谓之有子。
阴谓尺中也,搏谓搏触于手也。尺脉搏击,与寸脉殊别,则
为有孕之兆。妊娠初时,寸微小,呼吸五至。
三月而尺数也。脉滑疾,重以手按之散

者,胎已三月也。脉重手按之不散,但疾不滑者,五月也。此即阴搏阳别之义,言尺脉滑数,寸脉微小,而尺与寸脉别者,孕脉也。尺脉左偏大为男,右偏大为女。左右俱大,产子二。大者如实状,亦阴搏阳别之义,谓尺脉实大,与寸脉殊别,但分男左女右也。妇人妊娠四月,欲知男女法,左疾为男,右疾为女,俱疾为生二子。妊娠三部俱滑而疾,在左为男,在右为女。

验 胎 方

经脉不行,已经三月者,用川芎为细末,浓煎艾叶汤,空心调服一钱。觉腹内微动,则有胎也。否则是经滞。

附验男女方

遣妊娠人,面南行,还复呼之。左回首是男;右回首者是女。看上圊时,夫从后急呼之,左回首者是男,右回首者是女。

安胎应验方

安胎之法,要在养血、健脾、清热。

安胎应验方

当归二钱　川芎一钱半　生地黄一钱

益母草一钱　白术二钱　条芩一钱　砂仁八

分　香附米童便炒，一钱　苏梗一钱　甘草三分

胸隔烦热，加黄连炒八分，去生地。

上锉一剂，生姜一片，水煎温服。

安　胎　饮

自初孕至达月服之，百病皆除，安胎

神效。

当归一钱　川芎六分　益母草一钱　砂

仁八分　续断一钱　寄生一钱　陈皮八分

条芩一钱　白术一钱　甘草三分

姜一片水煎服。

予安胎只用前二方加减，无不应验。

金匮当归散

妊娠宜常服之。

当归　川芎　白芍药　黄芩各一两

白术半两

上为末，酒饮调服方寸、日二次，或酒
糊丸桐子大，每服五十丸，茶汤任下，空心
食前服，日三次。此养血清热之剂，瘦人
血少有热，胎动不安，素曾半产者，皆宜
服之。

固胎芩术散

黄芩条实者，酒浸炒，一两　　白术壁土炒，去土，
一两　砂仁炒，三两

上为末，清米汤下三五匙。

芎归补中汤

治妇人怀孕，血气虚弱，不能荣养，以
致数月而堕，名半产。

黄芪蜜炙　人参　白术　当归　川芎
白芍酒炒　干姜煨炒　阿胶炒　五味　杜
仲酒炒　木香　甘草

上锉一剂，水煎服。

芎归寄生汤

治妇人性急,常惯小产。

当归　川芎各一钱半　茯苓八分　黄芪炙,一钱　黄芩酒炒,二钱　甘草　陈皮　阿胶蛤粉炒,各五分　白术土炒,钱半　续断酒洗,二钱　桑寄生七分　香附炒,一钱　砂仁三分,按月加至一钱

水二钟,姜三片,煎八分,空心服。如未孕,每服十五帖。如前次三月内小产,下次亦如期而来,必先于两月半内,每日服一帖,保过三月半后方稳。

千金保胎丸

凡女人受胎,经三月而胎堕者,虽气血不足,乃中冲脉有伤。中冲脉,即阳明胃脉,供应胎孕。至此时,必须节饮食、绝欲戒怒。庶免小产之患,服此可以保全。

当归酒洗,二两　川芎一两　熟苄姜汁炒,四两　阿胶蛤粉炒,二两　艾叶醋煮,一两　砂仁

炒,五钱　条芩炒,二两　益母草二两　杜仲去
粗皮,姜汁炒,四两　白术土炒,四两　陈皮一两
续断酒洗,二两　香附米二两,酒、醋、盐水、童便各浸
三日,炒

　　上为细末,煮枣肉为丸,梧桐子大。
每服百丸,空心米汤下。

保胎资生丸

　　妊娠三月,阳明脉养胎,阳明脉衰,胎
无所养,故胎堕也。服资生丸。

　　人参人乳浸,饭上蒸,烘干,三两　白术三两
白茯苓细末,水澄,蒸晒干,入人乳再蒸晒干,一两半
广陈皮去白略蒸,一两　山楂肉蒸,二两
甘草去皮蜜炙,五钱　怀山药切片炒,一两五钱
川黄连如法炒七次,三钱　白扁豆炒,一两半　霍
香叶不见火,五钱　白豆蔻仁不可见火,三钱五分
莲肉去心炒,一两五钱　泽泻切片炒,三钱半
桔梗米泔浸,去芦蒸,五钱　芡实粉炒黄,一两五钱
神曲二两

　　上药共十六味。如法修事细末,炼蜜

110

丸如弹子大，每丸重二钱。用白汤或清米汤、橘皮汤，砂仁汤嚼化下。忌桃李雀蛤生冷。

参归固胎丸

虚弱人服之神效。治妇人不问几月，胎气不安，腰腹微痛，饮食不美，服之神效。

当归身　川芎　条芩　白术各四两
杜仲盐水炒断丝　续断　人参各二两　砂仁炒，一两

上为细末，陈米糊和丸梧桐子大。每日白汤送五十丸。

济　阴　阳

益母草四两，酒洗蒸　白芍药一两，酒炒
川芎一两　当归酒洗，三两　香附两半，酒炒
砂仁一两　熟地两半，酒洗晒干摘断，姜汁拌渗　条芩八钱，酒洗炒　白术一两，土炒

上为末，炼蜜丸桐子大。每服七八十

丸，白汤下。此药服之安胎，又令产后小儿无热毒诸病之患。

预解胎毒饮

孕时母服，可免产后小儿脐风撮口痘毒之患。

甘草二钱，生用　怀生地四钱　连翘二钱
黄连一钱，酒炒　玄参二钱　瓜蒌根二钱
木通一钱　贝母二钱，去心　牡丹皮一钱五分
金银花四钱　荆芥穗一钱　羚羊角磨汁入药汁
中二十匙，约五分

河水二钟，煎八分，空心饥时服。
神验。

治小儿生后有胎惊胎风、痘疹不育者。其母受孕时，即宜先服，神验。且能安胎，除胎诸病。

木瓜一钱　天门冬　黄芪　白芍药各
三钱　麦门冬五钱　鼠粘子一钱　金银花
甘菊花　石斛　怀生地各二钱　连翘一钱
甘草炙，一钱　贝母去心，二钱　砂仁一钱　人

参一钱五分

河水二大碗,煎八分,食远温服。服至百帖,神效。

以上诸方,斟酌参订,皆应验精良。凡险异诞妄者,一切不载。妊娠选择,修制虔服,可保无胎前诸症。设或有之,详备应验良方于后。

恶　　阻 三方

恶阻者,恶心而阻隔饮食也。即胎前呕吐。

橘红一钱　麦门冬二钱　人参一钱　木瓜二钱　竹茹一钱　枇杷叶三大片　藿香五分

水二钟,煎八分,下咽即验。

又方

橘红洗　人参　白术　厚朴淡姜汁炒麦门冬各八分　生姜一片　竹茹一弹

水煎服。

又方

当归一钱　白芍煨,一钱　陈皮一钱　香

附炒，一钱　白术去芦，一钱　半夏姜汤泡，香油炒
过，不伤胎气，一钱　白茯苓去皮，一钱　藿香一钱
神曲炒，一钱　砂仁一钱　甘草二分

上锉一剂，生姜三片，枣一枚，水煎
温服。

子　烦 二方

竹叶汤

治妊娠心惊胆怯，终日烦闷，名曰
子烦。

白茯苓四两　防风去芦　麦门冬去心
黄芩各三两

每服四钱，水一钟，竹叶十片，水
煎服。

又方

当归　淡竹叶　麦门冬　条芩　白
茯苓各一钱　防风　栀子仁各五分　莲子
七个

水煎服。

子　痫

子痫者，痰涎潮搐，目吊口噤也。

当归　川芎　防风　独活　茯苓
五加皮　薏苡仁　杏仁_{泡去皮尖}　酸枣仁
木香磨　羚羊角镑_{各等分}　甘草_{减半}

上锉一剂，生姜五片，水煎服。

子　满 三方

子满者，转胞，卒不得小便也。

冬葵子_{五钱}　山栀子_{五钱}　木通_{一钱}
滑石_{五钱}

上锉一剂，水煎温服。外以冬葵子、
山栀、滑石为末，田螺肉捣膏或生葱汁调
膏，贴脐中，立通。

又方

泽泻　木通　赤茯苓　枳壳　桑白
皮　槟榔_{等分}　生姜_{三片}

水煎服。

全生茯苓散

治妊娠小便不通。

赤茯苓　葵子各等分

水煎,加发灰少许。空心服。

子　淋 二方

子淋者,小便短涩也。

车前子　麦门冬　当归　川芎　木
通　滑石各八分　细辛　甘草各二分

灯心一弹,水煎服。

又方

麦门冬　赤茯苓　木通等分　淡竹叶
三十片

上锉,水煎空心服。虚加人参,内热
加炒山栀。

子　气

子气者,两足浮肿也。

紫苏　天仙藤即青木香　香附　乌药

陈皮　苍术米泔水浸炒,各八分　木香磨

甘草三分　生姜三片

水煎服。

子　肿 二方

子肿者,面目虚浮,肢体肿满也。

白术　条芩　茯苓皮　当归　川芎各一钱　生姜皮　陈皮　大腹皮黑豆汁洗泽泻去毛　厚朴各五分,炒

上锉一剂,水煎温服。

乌蠡鱼① 汤

治妊娠胸腹胀满。验。

白茯苓二钱　白术土炒,二钱五分　广橘红　木瓜　桑白皮如法蜜炙,各二钱　紫苏叶一钱　秦艽酒洗,三钱　生姜皮一钱五分

用大蠡鱼一枚,河水五碗,煎至三大碗,去鱼骨滤清,始人前药,煎至一碗服之,以愈为度。

---

① 蠡(li 音李)鱼:即鳢鱼,有益脾除水之功用。

子　悬 二方

子悬者,胎气上冲也。

当归一钱　川芎八分　白芍八分　人参
八分　紫苏一钱　陈皮一钱　大腹皮八分,水洗
甘草二分

上锉一剂,生姜五片,葱白七寸,同煎
服。腹痛加香附、木香,咳嗽加枳壳、桑白
皮,热加条芩,呕加砂仁,泻加白术、茯苓。

又方

紫苏　橘红　麦门冬去心各等分

为细末。每服四钱,用枇杷叶三大
片,竹茹一钱五分,煎汤调服。

胎　逆

胎逆者,火动喘急也。

条芩　香附各等分

为末,每服二钱,白汤调下。

胎　动 三方

胎动者,因有所伤也。

佛手散

治妊娠五七个月,因事筑磕着胎,或子死腹中,恶露下,痛不已,口噤欲绝。用此药探之,若不损则痛止,子母俱安,若胎损即便逐下。又临产服之速生,产后服之去恶血。最效。

当归六钱　川芎四钱

上锉一剂,水煎,入酒一盏,再煎一沸温服。如人约行五里,再进一服,安胎加益母草四钱、砂仁三钱,神效。

胶艾当归散

治妇人胎动不安及下血。

艾叶　阿胶　川芎　当归各三钱　甘草一钱

水四钟,煎二钟去渣,纳胶令化。分三服,一日用。八九个月者,少加缩仁。

当归散

治妊娠被惊恼，胎向下不安，小腹连腰痛，下血。

当归　川芎各八分　阿胶炒　人参各六分　艾叶四分　茯苓一钱

姜三片，大枣二枚，水钟半，煎八分。食前温服。

一　方

治胎动出血，产门痛。用黄连为末，酒调一钱，日三服。

胎　漏 三方

胎漏者，属虚，血漏下也。

芎归汤

治胎漏下血不止，或心腹胀，一服立效。即佛手散。

当归　川芎各五钱

上锉一剂，酒煎，入童便一盏，同煎服。

胶艾四物汤

一名安胎饮,治胎漏下血腹痛。

当归　川芎　白芍_{酒炒}　熟苄　阿胶_炒　条芩　白术_{去芦}　砂仁　香附_炒　艾叶_{少许}

上锉一剂,糯米一撮,水煎,空心服。

当归寄生汤

治妊娠胎漏,非时下血,气虚血虚有热。

当归　川芎　艾叶　白术　条芩_{各一钱}　人参　续断　桑寄生　生熟地黄_{各二钱}

水二钟,煎一钟,空心服。一方有香附、甘草。

妊娠无故尿血

妊娠无故尿血者,遇小解,辄血下也。

蒲龙散

龙骨_{一两}　蒲黄_{五钱}

为末,每服二钱,酒调服三次,可

暂服。

妊娠伤寒护胎法 二方

妊娠伤寒热病护胎法

以灶心土，水调涂脐下，干又涂之，就服一钱。难产细研一钱，酒调服。

又方

井底泥　青黛　伏龙肝_{即灶心土}

上为末，搅匀，涂于孕妇脐中，二寸阔，如干再涂上，以保胎孕不伤。

妊娠误服毒药 二方

妊娠误服诸毒药致胎动不安治方

甘草　黑豆　淡竹叶_{等分}

浓煎汁，饮之效。

捷径方

治用毒药攻胎，药毒冲心。外证，牙关紧急，口不能言，两手强直握拳，头低自汗，身微热。外证与中风相似，但其脉浮而软，十死一生。医多不识，若作中风治之,必死无疑。用白扁豆二两,生去皮为末,新汲水调下,即效。

逐月养胎法 十条共二十三方

妊娠一月名始胚。饮食宜精熟酸美,无食腥辛,足厥阴脉养之。足厥阴,内属于肝,肝主筋及血。不为力事,寝必安静,无令恐畏。若卒惊举重,腰痛腹满,胞急,卒有所下,当预安之。宜服

茯苓汤

茯苓　阿胶　吴茱萸　麦门冬　人参　芍药　白术各一钱　甘草五分　生姜三片

上锉一剂一:原脱:据上、下文例补。下同。每用水二钟,煎一钟。入胶再煎二沸,看胶烊,放温,空心服。渣再煎,饥时服。

补胎汤

若曾伤一月胎者,当预服此。

细辛三分　防风一钱　干地黄　白术各

二钱　生姜一钱　吴茱萸一钱　大麦一撮
乌梅肉一钱

上锉一剂，水二钟，煎八分，先食服。
寒多者倍茱萸；若多渴者，去细辛、茱萸，
加瓜蒌根二钱；若有思虑，去大麦加柏子
仁一钱。一方有人参一钱。

妊娠二月名始膏。无食辛燥，男子勿
劳，足少阳脉养之。足少阳，内属于胆，胆
主精，二月儿精成于胞里，当慎护惊动。
若风寒有所动摇，心满脐下悬急，腰背强
痛，卒有所下，乍寒乍热。宜服：

艾叶汤

艾叶　丹参　当归　麻黄　人参
阿胶各二钱　甘草五分　生姜三片　大枣二枚
上锉一剂水煎服。

黄连汤

若曾伤二月胎者，当预服此。

黄连　人参　吴茱萸各一钱　生姜三片
生地黄二钱　乌梅肉一钱

一方有阿胶一钱有当归一钱

上锉一剂水煎服。

妊娠三月名始胎。无食辣味,宜行立端庄,坐卧安静,勿妄动妄视,手心主脉养之。手心主内,属于心。无悲哀思虑惊动。若卒惊恐忧愁嗔怒喜,顿仆,动于经脉,腹满脐苦痛,或腰背痛,卒有所下。宜服:

黄芩汤

黄芩　白术　麦门冬　芍药　甘草　人参　茯苓　阿胶_{各二钱}　姜_{三片}　大枣_{二枚}

上锉一剂,水煎服。一方用当归、川芎二钱,不用黄芩、生姜。

茯神汤

曾伤三月胎者,当预服此。

茯神　丹参　龙骨_{各一钱}　阿胶　当归　甘草　人参　大枣_{三枚}　赤小豆_{十粒}

上锉一剂,水煎服。腰痛加桑寄生二钱。

一妇人但有孕,至三个月左右必堕,

其脉左手大而无力，重取则涩，知其血少也。以其少年，只补中气，使血自荣。时初夏，教浓煎白术汤，下黄芩末一钱，与十帖，得保全而生。因思之，堕于内热而虚者，于理为多，曰热曰虚，当分轻重。盖孕在三月，上属相火，所以易堕。不然，何以黄芩、熟艾、阿胶为安胎妙药也。

妊娠四月，始受水精，以成血脉。宜食稻粱，鸡鱼羹，以助血气，通耳目，而行经络。手少阳脉养之，手少阳，内属三焦，儿六腑顺成，当静形体、和心志、节饮食。若有寒，心下愠愠欲呕，胸隔满，不欲食。有热，小便难，数数如淋状，脐下苦急。卒风寒，颈项强庸，寒热，腰背腹痛；胎上迫胸，心烦不得安，卒有所下。宜服：

菊花汤

菊花一钱　麦门冬一钱　当归一钱二分

人参一钱　甘草二钱二分　半夏二钱　麻黄二钱　阿胶二钱　生姜三片　大枣二枚

上锉一剂，水煎服。温卧当汗，以粉

粉之。护风寒四五日。

调中汤

若曾伤四月胎者，当预服此。

白芍药　生姜　厚朴　生李根白皮
枳实　白术　柴胡各一钱　续断　芎劳
甘草各一钱　当归二钱　乌梅肉一钱

上锉一剂，水煎服。

妊娠五月，始受火精，以成其气。宜
早卧起迟，深其居处，厚其衣服。其食稻
麦，其羹豕羊，和以茱萸，调以五味，养气
以定五脏。足太阴脉养之。足太阴，内属
于脾，儿四肢皆成。无大饥、无甚饱、无食
干燥、无自炙热、无大劳倦。若有热，头
眩、心乱，呕吐。满腹痛，小便数。卒有恐
怖，四肢疼痛，寒热，胎动腹痛、闷顿欲仆，
卒有所下。宜服：

阿胶汤

阿胶三钱　人参一钱　当归　芍药
甘草　黄芩各一钱五分　旋覆花一钱　吴茱
萸二钱　麦门冬二钱　生姜三片

上锉一剂，水煎，先食服，便愈。如不瘥，再服。

安中汤

曾伤五月胎者，当预服此。

黄芩　当归　芎𦬆　干地黄　人参
甘草　芍药　麦门冬　五味子各等分
大枣二枚　姜三片

上锉一剂，水煎服。

安胎当归汤

治妊娠五月，举动惊愕，胎不安，小腹痛引腰肢，小便下血。

当归二钱　阿胶炒二钱　川芎　人参各一钱　大枣二枚　熟艾叶五分

上锉一剂，水煎，纳胶令烊，温服。一方有甘草，无参枣。

妊娠六月，始受金精，以成其筋。身欲运动微劳，无得静始。或食鸟兽之肉，以变腠理。纫筋以养其力，以坚背脊。足阳明脉养之。足阳明，内属于胃，主其口目，儿口目皆成。调五味，食甘美，无太

饱,若卒有所动,不安,寒热往来,腹内胀满,身体肿,惊怖,忽有所下,腹痛如欲产,手足烦疼。宜服:

麦门冬汤

麦门冬二钱　人参　甘草　黄芩各一钱

干地黄二钱　阿胶三钱　生姜三片　大枣二枚

上锉一剂,水煎服。少顷,进糜粥以助药力。晚再服。

柴胡汤

若曾伤六月胎者,当预服此。

柴胡二钱　苁蓉一钱　白术　芍药甘草　麦门冬　芎劳各二钱　干地黄三钱生姜三片　大枣二枚

上锉一剂,水煎服。勿食生冷及坚硬之物。一方有黄芩二钱。

旋覆花汤

疗妊娠六七月胎不安,亦治恶阻病。

旋覆花　厚朴制　白术炒　枳壳炒黄茯苓各二钱　半夏炒,一方无　芍药一钱五分

生姜三片

上锉一剂，水煎服。忌羊肉饧醋桃李雀肉。

妊娠七月，始受木精，以成其旨。宜劳身摇肢，动作屈伸，以运血气。居处必燥，饮食避寒。常食稻粳，以密腠理，是谓养骨而坚齿，手太阴脉养之。手太阴，内属于肺，主皮毛，儿皮毛已成。无大言，无薄衣、无洗浴、无寒饮。若忽惊恐摇动，腹痛，卒有所下，手足厥冷，脉若伤寒，烦热，腹满短气，常苦颈项及腰背强。葱白汤主之。

葱白汤

葱白长三四寸,三茎　半夏　麦门冬　旋覆花　黄芩各二钱　人参一钱　甘草　当归　黄芪二钱　阿胶三钱　生姜三大片

上锉一剂，水煎热服，温卧当汗，若不出者，麻黄二钱煮服。若秋后勿强责汗。

杏仁汤

若曾伤七月胎者，当预服此。

杏仁　甘草一钱　紫苑八分　钟乳
干姜各一钱　麦门冬一钱　吴茱萸一钱　粳
米一撮　五味子三分

上锉一剂,水煎服。

妊娠八月,胎受土精,以成肤革。宜
和心静息,无使气极,是谓密腠理,而光泽
颜色,手阳明脉养之。手阳明,内属于大
肠,主九窍,儿九窍皆成。无食炙炒,无忍
饥饿、无冒风寒。若有所犯触,身体尽痛,
乍寒乍热,或头痛、绕脐痛;或小便白如米
汁;或寒栗腰背冷痛,胎动不安。芍药汤
主之。

芍药汤

芍药　厚朴　甘草　当归　白术
人参各二钱　薤白十茎　姜三大片

上锉一剂,水煎服。

葵子汤

若曾伤八月胎者,当预服此。

葵子二钱　甘草　厚朴各一钱五分　白
术　柴胡各一钱　芍药二钱五分　生姜三片

大枣二枚

上铧一剂，水煎服。

妊娠九月，始受石精，以成皮毛，六腑
百骸莫不毕备。宜饮醴食甘，缓带自持而
待之，是谓养毛发、致才力，足少阴脉养
之。足少阴，内属于肾，肾主续缕，儿脉续
缕皆成。无处湿冷、无着灸火。若卒得下
痢，腹满悬急，胎上冲心，腰背痛不可转
侧，气短。宜服：

半夏汤

半夏　麦门冬　吴茱萸　当归　阿
胶各二钱　干姜八分　大枣二枚

上铧一剂，水煎服。入白蜜三匙，温
服。四服痢即止。

猪肾汤

若曾伤九月胎者，当预服此。

猪肾一具，去内白筋　茯苓　桑寄生　干
姜　干地黄　芎藭　白术各三钱　附子中者
一枚　黑豆一合　麦门冬三钱

上铧一剂，以水五碗，煮肾令熟。去

肾,纳诸药煎,取二碗,分三服,日二夜一。十日更一剂。

丹溪缩胎丸

九个月用之。

黄芩一两,宜热不宜凉药,怯人减半　枳壳炒,七钱五分　滑石七钱半　白术一两

上为末,粥丸如桐子大。每服三十丸,空心热汤下。

束胎丸

怀妊七八个月服之。

黄芩炒。夏一两,春秋七钱半,冬五钱　白术二两　陈皮三两,忌火　白茯苓七钱

上为末,粥丸桐子大。每服三四十丸,白汤下。

束胎饮

治妊娠八九个月,服此以扶正气、散滞气。

香附　白术　白芍药　当归　人参各一钱　陈皮　苏叶　甘草各五分

水煎服。

妊娠十月，五脏俱备，六腑齐通。纳天地气于丹田，使关节人神皆备，但俟时而生。

妊娠一月始胚，二月始膏，三月始胞，四月形体成，五月能动，六月筋骨立，七月毛发生，八月脏腑具，九月谷气入胃，十月诸神备，日满即生矣。宜服滑胎药，入月即服。

护 产 方 论 二方

夫产育之难者，此由产妇未尝预闻生育道理，临事怆惶，用力失宜，遂有难产之患。是故有逆产者，则先露足；有横产者，则先露手；有坐产者，则先露其臀，此皆用力太早之过。夫当脐腹疼痛之初，儿身才转而未顺，用力一逼，遂致横逆。若手足先露，用细针刺儿手足心三四刺之，以盐涂上，轻轻送入。儿得痛惊转，一缩即顺生矣。或足先下者，谓踏莲花生。急以盐涂儿脚底，又可急搔之，并以炒盐绢包摩母腹，则正生矣。

凡胞衣不下，乃母生儿讫，流血入衣中，衣为血所胀，故不得下。治之稍缓，胀满腹中，以次上冲心胸，疼痛喘急，必致危笃。若偶得此症，急将脐带以大纸捻油灯烧断之，以物坠住。一则使温气入腹，则血不凝；一则使子血脉不朝入胞中，则胞衣自当萎缩而下，仍以炒盐熨母腹，则自下矣。只要产母心怀安泰，不可轻信稳婆，妄用手法，多因此而损者，良可叹也。又胞衣不下，因产母元气衰薄，用芎归倍桂以温之，自下。

凡妊娠欲产，痛阵尚疏。经三两日不生，或产母气乏，产道干涩，致令难产，才觉腹痛。但破水后便可服替拿散，木香磨顺流水，姜枣煎，调百草霜末一钱服之，立下，未经破水者，勿服。

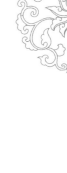

护 产 法 十一条

凡生产，须先知十一症，庶免伤子母

之命，折于无辜。盖世之收生者，少有精良妙手，多致损命，予因伤悼而备言之。

一曰正产

正产者，言怀胎十月，阴阳气足，忽然作阵疼痛，胎至谷道，浆破血下，儿即正产。

二曰催产

催产者，言欲产时，儿头至产门，方服药催之；或经日久，产母困倦难生，宜服药以助其血气，令儿速生。

三曰伤产

伤产者，言怀胎未足月，有所伤动，以致忽然脐腹疼痛；或服催药过早；或产母努力太早，逼儿错路，不能正生。凡分娩，须待儿身转顺，头对产门，努力一送，儿即正生。

四曰冻产

冻产者，言天气寒冷，产母血气退滞，儿不能速生，故衣裳宜厚，产室宜暖，背心亦宜温和，庶儿易生。

五曰热产

热产者,言盛暑之月,产妇当温良得宜。热甚,则产母头疼面赤昏晕,若产室人众,热气蒸逼,亦致前患,名曰血晕。若夏月风凉阴雨,亦当谨避。

六曰横产

横产者,言儿方转身,产母用力逼之故也。凡产母当令安然仰卧,稳婆先推儿身顺,直头对产门,以中指探其肩,不令脐带羁扳,方用药催之。继以产母努力,儿即生。

七曰倒产

倒产者,言儿未能转身,产母努力故也。当令产母仰卧,稳婆轻轻推入,候儿自顺。若良久不生,令稳婆手入产户半边,拨儿转顺近产门,却服催药,并努力即下。

八曰偏产

偏产者,言儿回身,未顺生路,产母努

力,逼儿头偏一边。产虽露顶,非顶[1]也,乃额角耳。当令产母仰卧,稳婆轻手正其头向产门,却令产母努力即下。若儿顶后骨,偏挂谷道露额,令稳婆以绵衣炙暖裹手,于谷道外傍,轻手推正,令产母努力,儿即生。

九曰碍产

碍产者,言儿身已顺,门路已正,儿头已露,因儿转身,脐带绊其肩,以至不能生。令产母仰卧,稳婆轻推儿向上,以中指按儿肩脱脐带,仍令儿身正顺。产母努力,儿即生。

十曰坐产

坐产者,言儿臀先露。当从高处牢系手巾一条,令产母以手攀之,轻轻屈坐。盖母身既松,则儿自顺下。不可坐实,抵儿生路。

十一曰盘肠生

临产,母肠先出,然后产子,其肠不

---

① 顶:原缺,据《妇人大全良方》补。

收,名曰盘肠。稳婆以醋水各半盏,默然
噀产妇面背[1]才收,不可不知。一方以蓖
麻子,研如泥,涂产妇头顶即收,收即
去之。

此十一方论,宜于未孕之先,时常讲
明。既得孕,产母前忌说。

家 宝 丹

专治妇人产难,胎衣不下、血晕、胎死
腹中及产后小腹痛如刀刺。兼治胎前产
后,一切诸病杂症,诸气中风,乳肿血淋,
胎孕不安,平时赤白带下,呕吐恶心,心气
烦闷,经脉不调或不通,翻胃,饮食无味,
面唇焦黑,手足顽麻,一切风痰,俱效。

何首乌二两,取鲜者竹刀切片,晒干　川乌四
两,先用湿纸包煨去皮,留待草乌同煮　草乌四两,湿水
浸半日,洗去黑毛刮去皮,与川乌同切厚片。将无灰酒和
匀,入砂器中炭火慢煮,渐渐添酒一日夜,以入口不麻为度
苍术四两,米泔浸一宿,去皮切片,酒炒　大当归
二两,酒洗　麻黄去头节,滚汤泡,去沫　桔梗炒

① 背:义不通,疑衍文。

粉草炙　防风　白芷　川芎　人参　天麻　大茴香　荆芥炒,各四两　白术面炒,四两　木香　血竭　细辛各一两　白附子二两,去皮

共极细末,蜜丸如弹子大,每丸重二钱。酒化开,和童便下。如不能饮者,酒化开,白滚汤下。产后腹痛者,酒化开,益母汤下。更有男女年久腹痛诸药不效者,服两三丸即愈。室女经脉不通者,用桃仁、苏木、红花、当归煎汤下,雎劳热有肺火者不宜服。

琥珀丸

专治妇人生产艰难、下胎衣、血晕服之即活,神验。

玄胡索六钱　怀熟地八钱　当归身　川续断酒洗,炒　川芎各六钱　川牛膝　人参　沉香　乳香　没药去油,各五钱　真阿胶蛤粉炒,八钱　辰砂水飞　大附子　五味子各五钱　金钗石斛六钱　肉苁蓉八钱,酒洗　琥珀

珍珠_{上上者,各五钱}

为极细末,炼蜜为丸,如圆眼大,以好辰砂飞过为衣,蜡丸。

滑胎枳壳散

瘦胎易生。湖阳公主每产累日不下,南山道士进此方。

商州枳壳_{二两,同糯米炒}　粉草_{一两,炙}

上为细末,白沸汤点二钱服,空心日三服。凡怀孕七八个月已上服之,令儿易生。抑阳降气,为众方之冠。此方分两,出《必用方》,以此为正,温隐居加当归、木香各一两。

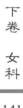

内　补　丸

治妊妇冲任脉虚,补血安胎。

熟地黄_{二两}　当归_{微炒,一两}

上为细末,炼蜜和丸如梧子大。温酒下三四十九。大率妇人妊娠,唯在抑阳助阴,然抑阳助阴之方甚多。胎前药,唯恶群队，若阴阳交错，别生他病。唯是枳壳散所以抑阳，四物汤所以助阴，但枳壳散差寒，若单服恐有胎寒腹痛之疾，以内补丸佐之，则阳不致强，阴不致弱，阴阳调停，有益胎嗣。此前人未尝论及也。

榆 白 皮 散

治妊娠滑胎易生。

榆白皮　甘草各二两　葵子一两

上为粗末，每服二钱，水一盏，煎至七分，去渣温服，一方无榆皮，名葵子散。

保 气 饮

安胎，宽气，进食，瘦胎，易产。

香附子四两　干山药二两　缩砂仁一两

粉草一两二钱半　益智仁　紫苏叶　木香各半两

上为细末，以白汤点服二钱。

神 寝 丸

瘦胎,滑利易产。临入月服之,神效。

通明乳香别研,半两　枳壳一两

上为细末,炼蜜丸如梧子大,空心温酒吞下三十丸。怀孕九月以后,方可服。《崔氏方》[①]名窟生丸,乳香只二钱半,酒糊丸。

无 忧 散

治妊娠身居富贵,口厌肥甘,忧喜不当,食物不节,既饱更卧。致令胞胎肥厚,根蒂坚牢,行动艰难,因致临产难生。入月可服无忧散,则易生矣。

当归　川芎　白芍药　枳壳　乳香各三钱　木香　甘草血余即发灰,以猿猪心血和之,各一钱半

上为末,每服二钱,水煎,日进二服。

---

① 崔氏方:《妇人大全良方》作"陆氏方"。

达 生 散

世之难产者,往往见于郁闷安佚之
人,富贵豢养之家。若贫贱辛苦者,未有
也。古方书,止有瘦胎饮一论,而其方为
湖阳公主作也,实非极至之言。何者?见
其有用此方者,其难自若。有妊妇苦于难
产,后遇胎孕,则触而去之,予甚悯焉。视
其形肥,勤于针指,构思旬日,忽自悟曰:
此正与湖阳公主相反,彼奉养之人,其气
必实,耗其气使和平,故易产。今形肥,知
其气虚,久坐,知其布运,必气愈弱。儿在
胞胎,因母气不能自运耳。当补其母之
气,则儿健易产矣。令其有孕,至五六个
月来告,遂于大全方紫苏饮,加补气药,与
数十帖。因得男而甚快。后遂以此方,随
母形色性禀,参时令加减与之,无不应者,
因名其方曰达生散。

达生散

八九个月服。

大腹皮二钱　人参　陈皮　紫苏茎叶
各五分　白芍药　白术　当归各一钱　甘草
二钱,炙

上作一贴,入黄杨头一个,葱五叶煎
服。夏加黄芩,春加川芎,冬加砂仁,气虚
加参术,气实倍香附、陈皮,血虚倍当归、
加地黄,性急多怒人加柴胡,有热加黄芩,
食少加缩砂、神曲,渴加麦门冬,食后[①] 易
饥倍[②] 黄杨脑,湿痰加黄芩、半夏,腹痛加
木香,胎动加苎根。

芎 归 汤 即佛手散

产难者,燥涩紧敛也。催生只用芎归
汤,最稳当又效捷。

三合济生汤

以枳壳,芎归、达生三方,抽其精粹而
合成此汤。治临产艰难,虽一二日不下

---

① 后:原脱,据《丹溪心法》补。
② 倍:原作"多加",据《丹溪心法》改。

者,服此自然转动下生。

枳壳_{麸炒}　川芎_{各二钱}　香附_{一钱半,炒}

粉草_{七分}　当归_{三钱}　苏叶_{八分}　大腹皮
_{姜汁洗,一钱五分}

虚人加人参一钱,水二钟。待腰腹痛甚,服之即产。

替 拿 散

催生神应,予自家门远迩,只用此方,无不灵验。即有极难产怪症,三五日不下者,连服此方,自然安育无恙。但看其人或虚弱力不能支者,用人参自一钱加至五钱,甚加至一两,辄效。得此一方,世无难产之家,收生婆可以不用矣。因名曰替拿散。

当归_{五钱,酒洗}　川芎_{五钱}　大腹皮_{五钱,}
_{黑豆汁洗净晒干}　枳壳_{五钱麸炒}　柞枝_{五钱,其枝}
_{刺,其叶如杏叶,可饲蚕者}　白芷_{五钱}

上锉一剂,候产母腹痛时,用水三碗,煎一碗半,炖热,待胞浆水一破,即服一

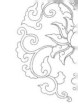

半，少顷儿或未下，再服一半，自然生下矣。如胞衣不下，将渣煎服立下，如人或虚弱，血少力怯，不能传送，再用前剂加参煎服，先不效者。

柞枝饮

催生，亦治横生逆产，胎坏不下者。服之立下。

将柞枝一握，切片，加甘草少许，酒水各一碗，煎一碗，服之甚效。

催生累验方

鱼膘四钱，切碎，火上炙脆，研　柞枝四两，蚕食者，一叶一刺者是　白芷一钱五分　百草霜山家良，一钱　千里马男子左足旧草鞋烧灰存性，二钱

水酒各钟半。将柞枝、白芷，煎浓至一碗，去渣滤清，入胶同煮化，调二末服之。

催 生 方

黄葵花，不拘多少，焙干为末，滚汤调服二钱。或有漏血，胎脏干涩，难产痛剧者，并进三服，即时产下。如无花，以蜀葵子小半合，研末酒调服，尤效。

催 生 汤

候产母腹痛腰痛，见胞浆水下方服。

桃仁炒去皮　赤芍　牡丹皮净　官桂
白茯苓去皮，各一钱

上锉一剂，水煎热服。

催 生 散

治难产，并胞衣不下。

白芷　伏龙肝　百草霜　滑石各等分
甘草减半

上为细末，用芎归汤，入童便少许，调前末服之。二次立效。

如　圣　膏

治难产，兼治胞衣不下及死胎。

用蓖麻子七粒去壳，细研成膏，涂脚心，胞衣即下，速洗去之。不，即令肠出不收。却用此膏涂顶上，肠即缩入，如圣之妙。一方用四十九粒。

如　神　丹

治难产。

巴豆三粒,去壳　　蓖麻子七粒,去壳　　麝香少许研成一饼。

贴脐上即产，产下即去之。

治横生逆生 二方

治横生逆生，或手足先出者。
菟丝子　车前子等分为末
每服二钱，酒下。
治横生试验。

益母草六两

酒煎浓汁，加童便一大杯服。

治胞衣不下 屡试验

芒硝三钱　　牛膝　　当归各五钱
酒煎服。

猪肝蜜酒法

治妇人胞水早行，胎涩不下。

猪肝　　白蜜　　醇酒各一升

共煎至二升，分作二三服。不能服者，随其多少，缓缓服之。

开　骨　丹

治产五七日不下，及瘦小女子交骨不开，死在旦夕。

龟壳自死者佳，占卜次之，煮熟者不用　　女人发一握，生男女者佳，煅存性　　当归酒洗　　川芎各一两上为末，每服三钱，水一盏半煎服，约人行五里时，胎即下。

鼠圣一粒丹

专治妇人难产，一二日不下者。

大雄鼠一个，须以计活拿者，猫咬并药死者不用。割取外肾子一双，又取其腰子一双，余骨肉不用　好滴乳香不拘多少，炙出汗，研为细末

上将鼠腰肾子四枚，去膜研烂，入乳香末又研匀，以可丸为度，丸如梧子大，外用好辰砂末为衣，阴干。每遇难产，只用一丸，另用乳香煎汤，待温服之，即时产下。其丸或从小儿手，男左女右握出，仍用温水略洗，再以辰砂为衣，收藏。还可催生一次。

脱　衣　散

治胞衣不下。

川牛膝三钱　归尾二钱　木通三钱　滑石四钱　冬葵子二钱五分　加枳壳二钱

上锉一剂，水煎热服

治胞衣不下因产母元气虚薄者

用芎归倍桂以温之，自下。

治横生逆产灸法

服诸药不下者，灸右足小趾尖头，三
炷。艾如小麦大一壮。

治死胎不出 以下共五方

治死胎不出

麝香五分，另研　官桂三钱

作一服，黄酒调下，须臾如手推下。
效。治胎死腹中，疼痛不已。

鹿角烧灰，存性为末

每服三钱，温黄酒送下。

平胃散

夫胎死腹中者，多因惊动太早，或触
犯禁忌，或抱腰太重，或频探试水，胞衣先

破，血水先尽，而胎干涸故耳。其候产母唇舌青黑者，子母俱死。若舌黑或胀闷甚者，然其子已死矣。先以平胃散一两，酒水各半煎。却投朴硝半两，即熟皮硝服。或用硝一两，以童便调下，亦妙。

苍术米泔浸　陈皮　厚朴姜汁炒　甘草

上锉一剂，酒水煎。加朴硝，再煎一二沸，温服。

如因难产，或太寒时，急以大油纸捻，徐徐断其脐带。

如儿已死，令暖气入腹，多得复生，切不用刀断之。

安胎将堕危急方

怀生地二两　酒炒砂仁末一两

水酒各二碗，煎一碗，分作二次服，立愈。此方出《本草纲目》，予偶阅之，试之如神。

治儿在腹中哭

用多年空房下鼠穴中土一块，令孕妇噙之，即止。

若能逐月养胎，可免前患。

交骨不开、产门不闭

孕妇交骨不开、产门不闭，皆由元气虚弱，胎前失于调摄，以致血气不能运达而然也。交骨不开，阴气虚也。用加味芎归汤、补中益气汤。产门不闭，气血虚也。用十全大补汤、加味芎归汤，即芎归各一两，加自死龟板一个酥炙，妇人头发一握，烧存性为散，每服五钱，水煎服。如人行五里，即生。如胎死亦下。灼过龟板亦可。

补 遗 方

治妇人难产，用蛇退一钱，焙存住为

末,黄酒调下即生。

面赤舌青,子死母活;面青舌赤,吐沫,母死子活;唇口俱青,母子俱死。

凡孕妇偶或患此等险症者,皆因平日未有以产育之法,预与讲明者,特备护产方论于前。

予以调经、固胎、护产诸方,并入《种子》一编者,盖以阴配阳,因子顺母,正种子之成功也。若夫胎前产后,杂症尚多,而调治方论亦不一。嗣人《女科全编》,兹不具载。

医学正印后序

峦不敏，食高曾之书泽者已累世于兹矣。家鲜春粮，而字窖书仓颇与公卿大夫等。即公卿大夫之志不在书者，亦或不及焉。犹世贾者之余于赀，世穑者之余于粟也。至先大父启蒙公以文章业名于世，然丰于种而啬于年，且体甚文弱，遂以其余嗜及神农黄帝诸书，然以之养身，犹未济世也。至家大人而天禀既闳，绩学日茂，少即踔厉胶序，下笔辄数千万言。崇尚高古，魏晋以下书夷然不屑读也。适其时古学湮渐，文体卑下。凡经生家见有猎古者，即狂而笑之。所以家大人之学又不售。及年四十，而峦之发已覆额矣。幸叨凤惠，能读父书。大人乃慨然曰：余之力业于斯，已二十年。棘围之役，五战而五北。碧翁之意，其在子乎。余自此方将窥烟披而瞰沧洲，何能与儿曹争此蜗角！遂将举业家言，一切束置高阁，而覃思殚虑，治隐相之事。所全活以千万计，而概不责其报。不两年，而峦隽于乡，逾三岁，而隽于国。意者，累叶诗书之泽，数年利济之功，于兹而食报也哉。然峦又善病，自髫年以及弱冠，无日不需药饵。及入仕而兴复萧疏，目眚作祟，几几丘明之失明，犹幸稍事服食引导，得还岩电。是心之不盲资家学，目之不盲资家药也。虽未敢希陶隐居之仰青云、睹白日，而笈中苓蜜，或不烦给县官尔。家大人所著《医学正印》一书，不下百卷。日因峦窭甚，未及授梓。今幸尸禄于杭，愿借慈云岭上一株，以资削简。先出《种子》一卷，为杭民广嗣，余亦渐次公世。是大人以寿身者寿国，而峦窃以养亲者养民。孟夫子所称亲亲而仁民，意在斯乎！意在斯乎！峦不敏，谨述其概，斋沐而跋于编后。

崇祯丙子上巳日男虞峦薰盥百拜书
于杭署之雪堂

声　明

　　由于年代久远，在本书的重印过程中，部分点校及审读者未能及时联系到，在此深表歉意。敬请本书的相关点校及审读者在看到本声明后，及时与我社取得联系，我们将按照国家有关规定支付稿酬。

天津科学技术出版社有限公司